1일 1땀

내 몸을 다시 켜는 순환 스위치

1일 1땀

박민수 지음

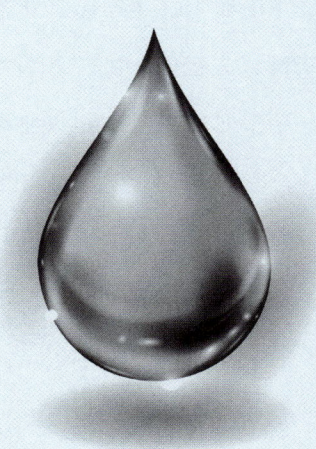

유노
북스

돌아가자,
야생적 몸으로!

밀림에서 태어나고 자란 타잔은 숲에 추락한 제인을 구하고, 제인을 따라 뉴욕으로 간다. 뉴욕에서 타잔은 낯설고 갑갑한 환경에 내내 시달리면서 자유를 갈망하며 괴로워한다. 그러다가 몇 가지 사건에 휘말려 법정에 서고 만다. 법정에서 판사가 타잔에게 나중에 뭐가 될 거냐고 묻는다. 그러자 타잔은 "자라서 태양의 형제 되고, 비의 친구 되고, 다른 사람에게 해 안 끼치고 남의 물건을 탐내지 않고, 좋은 사람, 행복한 사람"이 될 거라고 답한다. 도시의 삶에 지치고 염증을 느낀 타잔은 결국 자유와 활력이 사라진 도시를 버리고 정글로 돌아간다.

그가 되려는 것, 살려고 하는 삶은 어쩌면 우리가 잃어버린 삶일 것이다.

21세기 인공지능(AI)과 로봇 기술이 총아로 급부상하는 이때, 우리는 삶의 질이 갈수록 높아지는 것처럼 느낀다. 예컨대 로봇청소기가 집 안 청소를 거의 완벽하게 해내는 요즘은 굳이 청소기를 끌고 다닐 필요가 없어졌다. 예전처럼 빗자루로 쓸고 바닥에 엎드려 물걸레로 닦아내는 수고를 할 생각은 상상조차 하기 힘들어졌다. 청소만이 아니라 일상의 여러 일을 기술이 대신 해 주자 우리는 머리를 쓰거나 기분을 좋게 할 다른 일을 할 수 있게 됐다.

우리는 몸을 쓰는 삶에서 머리를 쓰는 삶으로 엄청난 변화를 겪었다. 이런 변화가 우리 몸에는 어떤 결과를 가져올까? 현대인은 야생적 몸을 잃었다. 야생적 몸이란 도시에서 생활하는 사람 가운데 상위 10퍼센트 정도의 건강과 신체 에너지를 지닌 몸을 가리킨다. 야생적 몸은 건강한 땀과 떼려야 뗄 수 없는 관계로, 야생적 몸에서 매일 배출되는 것이 건강한 땀이다.

건강은 유전과 환경, 자기 관리의 결합체다. 타고난 유전자가 건강에서 상당 부분을 차지할 것으로 여기겠지만, 이는 잘못된 생각이다. 옥스퍼드대학교에서 이뤄진 건강과 장수에 관한 연구에 따르면, 유전보다는 후천적 노력이 훨씬 중요한 것으로 나타났다. 연구 결과 조기 사망 위험에서 17퍼센트가 환경적 요인인 반면, 유전적 요인은 2퍼센트 미만이었다. 25가지 독립적인 환경 요인 중 흡연, 사회경제적 지위, 신체 활동 및 생활 조건이 사망률과 노화에 큰 영향을 미치는 것으로 나타났다. 전체 25가지 요인 가운데 23가지는 흡연, 운동, 수면, 직업과 같이 자신의 의지와 노력으로 얼마든지 바꿀 수 있는 것들이 었다. 야생적 몸은 도시 생활자 가운데 상위 10퍼센트의 건강한 신체라는 수치적 의미를 띠지만, 이 역시 개인의 노력과 실천 여하에 따라 얼마든지 변할 수 있다.

도시 문명은 우리가 야생적 몸을 유지할 수 없게 하는 수많은 지뢰로 도배돼 있다. 잠깐만 방심해 건강 상태를 알아차리지 못해도 건강 놓침의 상태가 오래도록 지속될 수 있다. 주변을 돌아보라. 우리 몸을 망치는 것들이 화려한 엑스포를 펼치고 있다. 내 발로 걷지 않아도 먼 거리를 이동하게 해 주는 자동차를 비롯해 오랫동안 한자리에서 고정된 자세를 취하게 하는 스마트폰, 컴퓨터, 좌식 작업이 우리 일상을 강력한 연결고리와 족쇄로 지배하고 있다. 어느새 우리는 내 몸의 생체 리듬을 잃었고, 근력과 활력이 어항 속 금붕어보다 약해졌으며, 신체 항상성(체온, 혈당, 호르몬 등 체내 환경을 일정하게 유지하는 능력)은 갇혀 지내는 가축만도 못한 수준의 몸을 갖게 되고 말았다. 우리 삶은 기계와 도구에 종속당했다. 마치 기계에 딱 달라붙은 거머리처럼 기계에서 무언가를 빨아먹으며 살아가고 있다.

구석기인이나 신석기인까지 갈 필요도 없다. 그리스인처럼 뛰고 달리고 신체의 활력을 만끽하던 삶, 아니 말을 타고 달리던 고구려인의 기상이나 온종일 몸을 움직이던 농부의 삶에서 이만치 멀어졌다.

그러면서 우리는 항상성을 잃은 몸으로 살게 됐다.

안전하고 편리한 삶, 풍족하고 물질적인 삶이 위협하는 것은 우리의 몸이다. 의학 기술의 눈부신 발달 덕분에 우리는 과거 어느 때보다 오래 살 수 있게 됐지만, 모든 사람이 죽는 순간까지 건강하게 살아가지는 못한다. 물론 부지런히 땀 흘리며 건강을 지키는 사람은 9988234(99세까지 88하게 살다가 2~3일 앓고 세상을 떠난다)의 삶을 누릴 수도 있겠지만, 그러지 못하는 대다수는 급속히 노화하고 질병으로 고통받는 노후를 보내야만 한다.

몸을 쓰지 않는 생활이 지속될 때 우리 몸은 빠르게 항상성을 잃는다. 항상성을 잃은 몸은 노화와 질병이 빠르게 점령한다. 편리라는 괴물에게 내 몸을 강탈당하지 않으려면 땀이라는 증거를 매일매일 확인해야 한다. 내 몸에 송골송골 맺히는 땀은 내가 지금 편리에 속거나 유혹당하지 않고 내 몸을 지켰다는 핵심 증거다.

우리를 위협하는 편리한 일상에 굴하지 않고 석기 시대 인간처럼, 몸을 쓰고 땀을 흠뻑 흘리던 우리 선조처럼 야생적인 몸을 지켜 내야 한다. 지금 당신이 가장 절실하게 원해야 할 대상은 바로 내 몸, 신체 항상성이다. 지금 가장 위협받는 대상이 바로 몸이기 때문이다. '1일 1땀'은 편리한 세상이 내 몸을 위협하는 지금, 나의 건강과 젊음을 지키는 방패 역할을 해 줄 것이다. 이제는 과거처럼 몸을 쓰거나 노동을 해서 흘리는 땀을 만나기는 어려워졌지만, 운동이라는 신체 활동으로 흘리는 땀만큼은 반드시 지켜 내야 한다.

하루를 돌아보면 생각보다 땀을 많이 흘린다는 사실을 깨닫게 된다. 계단을 오를 때, 만원버스에서 손잡이를 잡고 버틸 때, 마음 졸이며 중요한 발표를 준비할 때, 심지어는 좋은 꿈을 꾸는 깊은 잠 속에서도 땀은 우리 곁을 떠난 적이 없다. 땀은 그저 몸이 열을 식히기 위해 흘리는 물방울이 아니라 우리 몸속 대사와 면역, 호르몬, 자율신경이 조율하며 만들어 낸 살아 있는 몸의 언어다. 이 작은 물방울들이 모여 몸을 식히고, 노폐물을 배출하고, 순환을 깨우고, 마음까지 가볍게 만드는 힘이 된다.

새벽에 일어나 가벼운 스트레칭을 하며 이마에 맺힌 땀, 점심시간에 산책하며 등줄기를 타고 흐르는 땀, 저녁에 반신욕을 하며 몸을 감싸는 따뜻한 땀, 이 모두가 하루를 건강하게 만들어 가는 필수 요소다. 중요한 것은 땀을 흘리는 시간의 길이가 아니라 땀을 흘리는 순간에 몸과 마음이 회복의 리듬을 되찾는 경험을 하는 것이다. 그 경험이 매일 한 번씩 반복된다면, 우리 몸은 좀 더 균형이 잡히고 건강해질 수 있다.

우리가 땀을 잊고 사는 이유 중 하나는 바쁘고 각박한 일상에서 땀을 '피해야 할 것'으로만 생각하기 때문이다. 하지만 땀을 흘린다는 것은 우리 몸의 엔진이 제 역할을 하고 있다는 증거이며, 노화의 속도를 늦추고 면역과 순환을 최적화하는 과정의 생물학적 신호다. 땀을 통해 몸은 노폐물을 밀어내고, 혈액은 활발히 순환하며, 세포는 새로운 에너지를 충전한다. 무엇보다 땀은 마음을 비우게 한다. 스트레스가 가득 찼을 때 흘리는 땀은 단순한 배출이 아니라 긴장을 풀고 생각을 가볍게 하는 가장 자연스러운 심리 치료 기술이다.

앞으로의 하루하루가 1일 1땀이라는 작은 목표로 채워진다면, 당신의 몸과 마음은 예상보다 훨씬 빠르게 달라질 것이다. 피로가 줄고, 숙면이 늘고, 감정의 기복이 적어지고, 체온이 안정적으로 유지될 것이다. 그리고 무엇보다 거울 속의 당신이 더 건강하고 생기 있는 모습으로 바뀔 것이다.

오늘 하루 몸을 깨우고 마음을 비우는 땀을 흘릴 것인가, 아니면 그냥 보낼 것인가. 땀방울이 하나둘 모여 건강의 강을 이뤄 가면 인생의 향방이 달라질 것이다.

하루 한 번 땀을 흘리자. 가능하면 흠뻑 흘리자. 건강하게 땀 흘리고, 흐른 땀을 건실하게 채우는 1일 1땀의 건강 라이프를 만들자. 이 책에서 제안하는 바르게 땀 흘리고, 올바르게 내 몸을 채우는 방법을 배우고 실천해 보기 바란다. 1일 1땀이 당신의 야생적 몸을 지켜 줄 것이다.

차례

· 2장 ·
땀은 내 몸의 성적표

· 7장 ·
내 몸의 순환 스위치를 켜라

· 8장 ·
땀 흘리기 전에 알아야 할 건강 지식

1장

·

땀이 끊긴 몸에서
어떤 일이 벌어질까

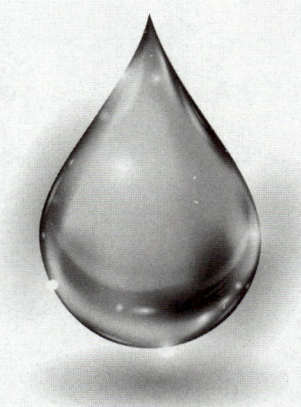

01

건강은 어느 날 갑자기 무너지지 않는다

1450년 4월 8일, 민족의 성군 세종대왕은 향년 52세로 죽음을 맞았다. 당시 일반 백성과 크게 다르지 않은 수명이었다. 많은 이들이 세종이 조금만 더 생존해서 국방이나 무기, 조선식 민주주의와 같은 제도를 정비했다면 또는 왕실 계승 문제를 제대로 처리했다면 역사가 어떻게 바뀌었을까 하는 상상을 하곤 한다.

세종에게 건강은 늘 큰 고민거리였다. 그는 일찍이 "내가 비록 앓는 병은 없으나 젊을 때부터 근력이 미약하고 또 풍질로 인한 질환으로 서무를 보기 힘들다"라고 고백했다. 아마도 재위 후 세종의 일상은 온종일 책상 앞에 앉아 컴퓨터로 일하는 현대의 사무직과 크게 다르지 않았을 것이다.

　세종의 사인은 당뇨로 인한 합병증으로 알려져 있다. 혹자는 지나친 성생활로 인한 매독 감염을 의심하기도 하지만, 증거가 부족하다. 세종은 건강에 좋지 않은 환경에서 지냈고, 스스로도 건강에 큰 관심을 두지 않았다. 편식이 심했고, 정사에 골몰해 운동과 신체 활동이 부족했다. 세종에게 1일 1땀은 먼 일이었을 것이다. 다른 여러 제왕이 즐겼던 사냥도 나갔다는 기록이 거의 없다. 그는 늘 과로에 시달렸고, 나랏일을 돌보느라 극심한 스트레스를 받았다. 게다가 후사를 남기기 위해 무리한 성생활을 해야만 했다.

책상 앞에서 땀을 잃어버린 왕

　이런 이유로 세종이 각종 질병을 앓았다는 기록이 많다. 우선 여러 사료를 종합하면, 세종은 비만이었을 것으로 추정된다. 세종은 말년에 비만으로 힘들어했다. 역사가들은 세종이 겪은 심각한 시각 장애와 수전증의 가장 큰 원인으로 비만을 꼽기도 한다.

　말년에는 당뇨 합병증으로 온갖 통증에 시달렸다. 강직성 척추염을 앓았으리라는 주장도 있다. 훈민정음 창제 당시에는 안구 통증에 시달렸다. 지나친 육식 위주 식습관이 건강을 해쳤으리라는 주장도 있다. 또 기록에 따르면 늘 수면 부족에 시달렸다. 여러 사정을 고려해 볼 때 어쩌면 52세까지 생존한 것도 행운이 아니었을까 하는 생각마저 든다. 세종의 삶은 한마디로 '움직이지 않는 삶'이었다. 이는 다시 말해 땀을 잃어버린 삶이다.

현대인의 질병 대부분은 '땀 부족'에서 시작된다. 현대 의학에서는 75세 이전에 사망하는 것을 조기 사망이라고 정의한다. 앞서 소개한 것처럼 조기 사망에서 유전적 요인은 2퍼센트 정도에 지나지 않으며, 환경적 요인이 무려 17퍼센트를 차지한다. 물론 환경적 요인 중에는 직업이나 소득, 주거와 같이 개인의 힘으로 해결하기 힘든 문제도 존재하지만 흡연이나 음주와 같이 스스로 얼마든지 통제할 수 있는 문제도 많다. 흡연을 중단하고 생활 환경을 개선하며 신체 활동을 늘리면, 조기 사망 위험에서 벗어나 좀 더 오래 살 수 있다.

한국인의 신체 활동 부족률, 전 세계의 1.9배

선풍기, 에어컨, 세탁기, 로봇청소기 등 우리가 땀을 흘리지 않아도 대신 일해 줄 문명의 이기들이 하나둘씩 늘어나고 있다. 사람들은 이를 문명의 혜택이나 삶의 편리성으로 받아들인다. 하지만 이런 물건이나 기계들이 없던 시절, 대부분의 일을 직접 나의 신체로 해내야 했던 시절의 우리가 어쩌면 훨씬 더 건강했을지도 모른다. 물론 이는 영양 섭취와 수면, 휴식, 스트레스 관리가 충분히 이뤄졌다는 가정하에서 해 보는 추측이다.

몸을 더 많이 쓰고, 더 많은 시간 노동을 해야 했던 과거 인류가 꼭 건강했다는 뜻은 아니다. 한 연구에 따르면, 구석기 시대 인류의 몸에서는 다량의 중금속이 발견됐다. 지구 생성과 변화 과정에서 생성된 중금속이 인류가 섭취하는 동식물에 축적돼 있었기 때문일 것으로 추측된다. 즉 과거 인류는 카드뮴이나 수은과 같은 중금속의 체내 축적이 심각한 수준이었다는 뜻이다. 그 때문에 장수하지 못하고 이른 나이에 질병으로 사망했을 것으로 판단된다.

또 코로나19를 경험했듯 대규모 전염병이나 각종 풍토병에 속수무책이었던 과거의 삶을 마냥 부러워할 일도 아니다. 14세기 유럽에서 발생한 페스트(흑사병)는 인류가 경험한 가장 끔찍한 전염병이었다. 3년 동안 유럽 인구의 30~60퍼센트가 사망했는데, 이는 수천만 명에 달하는 수치다. 또 영국 빅토리아 시대에는 청교도의 영향으로 여성은 충분한 영양을 공급받지 못했고, 금식·단식·절식 등으로 이른 나이에 사망하는 사람이 상당히 많았다. 유명한 소설 《제인 에어》의 작가 샬럿 브론테와 그 자매들 역시 영양 실조로 사망했을 것으로 추측된다.

냉난방이 우리게에 앗아 간 것

의학과 의료 기술이 발달하고 건강보험 제도가 정착된 현재의 여건이 훨씬 더 윤택하고 건강한 삶을 보장한다는 사실을 부인할 수는 없다. 그러나 신체 활동이 많았던 과거, 불과 몇십 년 전의 생활 환경과 비교할 때 오늘날 우리가 좀처럼 땀을 흘리기 어려운 일상을 살아간다는 사실 역시 부인할 수 없다.

특히 세계 최고 수준을 보이는 우리나라의 에어컨 보급률은 한국인이 땀을 흘릴 기회를 송두리째 앗아 가고 있다. 한국갤럽의 조사에 따르면 국내 가구당 에어컨 보유율은 1993년만 해도 6퍼센트에 불과했지만, 역대급 폭염이 닥친 1994년 이후 빠르게 늘었다. 1998년 24퍼센트, 2001년 36퍼센트로 증가하다가 2012년 74퍼센트, 2018년에 87퍼센트로 늘었다. 2023년에는 보유율이 무려 98퍼센트에 달했다. 이는 세계 1, 2위를 다투는 수준이다. 참고로 국제에너지기구(IEA)에 따르면 2018년에 가정용 에어컨 보급률 상위 3개국은 일본(91퍼센트), 미국(90퍼센트), 한국(86퍼센트) 순이었다. 더운 나라인 사우디아라비아(63퍼센트)나 중국(60퍼센트)보다 훨씬 높은 수치다.

에어컨은 우리 몸에 큰 변화를 불러왔다. 땀을 흘리는 생활에서 땀을 흘리지 않는 생활로의 급격한 변화가 건강 악화를 초래하는 핵심 요인이 됐다. 선선한 봄이나 가을에는 누구나 자연스럽게 운동을 하고 야외 활동을 즐기기 마련이다. 하지만 기후변화와 함께 봄가을은 짧아지고 예전보다 더 덥거나 추운 날씨가 일상화되면서 신체 활동이 심각하게 줄었다. 게다가 일상이 편리해지고 실내 생활이 갈수록 늘어나 더더욱 땀을 흘리지 않게 됐다. 이제는 여름에도 하루의 대부분 시간을 냉방이 가동되는 공간에서 보내기에 과거에 비해 현저하게 적은 땀을 흘리고 있다.

에어컨 사용의 증가는 우리 몸에 치명적인 영향을 줄 수 있다. 자율신경계의 과부하를 초래하기 때문이다. 매우 더운 곳과 매우 서늘한 곳을 오가는 동안 자율신경계는 많은 부담을 떠안는다. 자율신경의 실조나 기능 상실이 급증한 이유는 에어컨 사용 증가와 밀접한 관련이 있다. 또한 땀을 흘려야 할 순간에 갑자기 땀을 흘리지 못하도록 강제로 막는 에어컨의 과도한 사용은 우리 몸의 자연스러운 생체 리듬을 무너뜨리는, 건강의 가장 큰 적이 될 수 있다. 시원한 에어컨 바람은 가벼운 심리적 위안만을 위한 것일 뿐 우리 몸 전체의 건강과 항상성을 파괴하는 메피스토(Mephisto, 파우스트에게 부와 권력의 대가로 영혼을 요구했던 악마)의 유혹과 같다.

또 기후변화와 함께 겨울에 실내에 머무는 시간이 극적으로 늘어나면서 신체 활동 총량이 급격히 줄고 있다. 우리나라 성인의 신체 활동 부족률이 전 세계 지표의 1.9배에 달한다는 발표도 있다. 신체 활동 부족률은 일주일 동안 중강도 신체 활동을 150분 이상 또는 고강도 신체 활동을 75분 이상 실천하지 않은 성인의 비율을 말한다.

이는 질병관리청의 2022년 지역사회건강조사 결과로, 같은 시기 전 세계 지표가 31.3퍼센트였던 데 비해 우리나라는 58.1퍼센트로 나타났다. 질병관리청이 만 19세 이상 약 23만 명을 대상으로 등산·달리기·자전거 타기 같은 숨이 많이 차는 고강도 신체 활동을 1일 20분 넘게 주 3일 이상 하거나, 수영·배드민턴 등 숨이 약간 가쁜 중강도 신체 활동을

1일 30분 넘게 주 5일 이상 실천한 비율을 조사한 결과다.

이는 운동에 한정해 조사한 결과이며, 일상적인 신체 활동 조사 결과까지 합쳐지면 우리나라 사람들의 신체 활동 총량은 유례 없이 낮을 것으로 보인다. 한국인들은 장시간 노동에 시달리면서 수면 부족, 운동 부족, 스트레스 과잉에 시달리고 있다. 특히 육체노동에서 정신노동으로의 빠른 전환, 또 육체노동에서도 기계의 도입으로 신체 활동이 급격히 줄어드는 변화를 겪으면서 우리는 땀을 흘릴 기회를 점점 잃어 가고 있다. 갈수록 우리 일상에서는 땀을 흘리는 일이 희귀한 일, 드문 일이 되고 있다. 애써 노력하지 않으면 도달하기 힘든 비일상적 경험이 되고 있는 것이다.

기능이 떨어진 땀샘과
절전 모드의 몸

　장기간 땀을 흘리지 않을 때 우리 몸에는 극적인 변화가 일어난다. 우선 우리 몸 각 부위에 분포하는 약 200만~400만 개의 땀샘에 변화가 일어나는데, 기능이 떨어지거나 아예 기능을 잃기도 한다. 움직이지 않으면 근육이 줄어드는 것과 마찬가지다. 이렇게 기능을 잃어버린 땀샘이 많아지면 체온이 올라가도 땀을 내지 못하면서 자율신경 전반이 손상될 수 있다. 건강한 땀샘을 유지하려면 매일 한 번이라도 땀을 흘려야 한다.

　다만 운동이 아닌 다른 방법을 통해 억지로 땀을 흘리는 것은 오히려 건강을 해칠 수 있다. 땀이 만들어질 때 필요한 혈액에는 각종 미네랄이 포함돼 있는데, 땀이 땀구멍을 통해 피부 밖으로 나갈 때 일부 나트륨 이온은 체내로 재흡수된다. 땀샘 속 땀은 짭짤하지만 피부 밖으로 나온 땀은 염분이 빠진 상태가 되는 것이다. 이는 염분과 무기질의 손실을 막기 위한 우리 몸의 타고난 기전이다. 그런데 한꺼번에 많은 땀을 흘리면 나트륨 이온이 재흡수되지 못하고 배출돼 짠 땀이 나게 된다. 이것은 나쁜 땀이다.

예컨대 운동선수가 체중 감량을 위해 한증막 같은 데서 억지로 땀을 흘리는 경우를 생각해 볼 수 있다. 운동선수로서는 때로 필요한 일이겠지만, 건강 측면에서는 대단히 해로운 일이 될 수 있다. 이렇게 흘린 땀은 끈적거리고 수건으로 잘 닦이지도 않으며 냄새도 많이 난다. 몸의 열을 빼내는 효과도 적어 체온 조절에도 적합하지 않다.

반면 몸을 움직임으로써 좋은 땀을 자주 흘리면 신진대사가 활발해져 혈액 순환이 촉진되고, 노폐물 처리도 잘 이뤄진다. 피지 분비도 원활하고 양질의 피지 막이 형성돼 피부가 촉촉해진다. 세균 침입을 막는 장벽 기능도 생긴다.

모든 땀이 몸을 깨우지는 않는다

한국인의 찜질 사랑은 유난하다고 할 정도이며 오랜 문화 전통으로 세대를 거듭해 이어지고 있다. 인위적으로 몸을 덥게 하는 방식인데, 조금만 찾아봐도 찜질 관련 상품이나 기계가 셀 수 없이 많은 것을 알 수 있다. 심지어 한류의 중요 요소로 부상하면서 K-찜질방이 세계적인 붐을 이루고 있다. 하지만 한증막이나 사우나의 고온 찜질방에서 억지로 땀을 흘리는 것은 무턱대고 추천할 만한 일이 아니다. 운동이나 신체 활동을 통한 땀 배출과는 확연히 다르기 때문이다.

물론 여러 연구에서 한증막이나 찜질의 건강 효과가 일정 정도 입증되기도 했다. 한증막에서 땀을 흘리는 것이 건강상 이점이 전혀 없는 것은 아니지만, 장시간 고온의 찜질방에서 억지로 땀을 흘리는 것은 우리 몸에 마이너스가 될 수 있다는 사실을 잊지 말아야 한다. 한증막에서 흘리는 땀은 신체 내부의 체온이 자연스럽게 오르면서 나타나는 결과가 아니라 너무 높은 외부 온도에 대응해 적절한 체온으로 돌아가고자 몸이 비상사태에 돌입한 결과다. 여름철 무더위 속에서 흐르는 땀도 그와 같아서 인체의 수분이 빠져나가는 땀인데, 이는 지방이 연소되면서 흐르는 '운동 땀'하고는 많은 차이가 있다.

찜질을 다이어트 수단으로 활용하는 사람이 많은데, 이런 방식으로 지나치게 많은 땀을 흘리면 체내 전해질 균형이 깨질 수 있다. 또 인체가 고온에 장시간 노출되면 혈압이 상승하고 체력이 급속히 소모되며 피로가 누적되면서 오히려 건강에 해로울 수 있다. 따라서 찜질방을 비롯해 사우나, 한증막 같은 고온 열기 요법은 총 30분을 초과하지 않는 것이 바람직하다. 고온과 저온을 반복해서 이용하면 이보다 오래 있을 수 있겠지만 이 역시 총 2~3시간을 넘기지 않는 것이 바람직하다. 적절한 신체 활동과 체계적인 운동을 통해 흘리는 땀이 가장 건강하고 정상적인 땀이다.

더워서 흐르는 땀으로 몸에서 수분이 빠져나가 체중이 줄어드는 것은 일시적인 착시 효과를 줄 뿐이며 수분을 보충하면 금세 원상 복구된다. 찜질복 다이어트, 랩 다이어트 등은 실제로 지방을 감소시키는 데는 전혀 도움이 되지 않는다. 오히려 건강을 해쳐 다이어트 실천을 방해하거나 중단시킬 수 있으므로 피하는 것이 상책이다. 게다가 고혈압, 당뇨병 등 만성 질환이 있는 사람은 한증막 같은 곳에 오래 있으면 혈압 상승과 호흡곤란을 겪을 수 있으므로 각별한 주의가 필요하다.

좋은 땀은 신체 온도가 올라가면서 서서히 배출되는 땀이다. 염분 농도가 낮고, 냄새가 적으며, 땀방울이 작고 전신의 땀샘에서 골고루 나온다. 이런 땀을 흘려야 신체 과열을 효율적으로 줄이고, 심박수 상승도 낮출 수 있다. 낮은 강도에서 시작해 강도를 점점 높이는 운동을 할 때 이처럼 좋은 땀을 흘릴 수 있다.

04

살을 빼고 싶어도
식욕을 줄일 수 없다

세종이 만약 지나친 육류 섭취를 멀리하고 편식 습관을 고쳐 비만을 막을 수 있었다면 10년, 아니 그 이상 오래 살았을 것이다. 비만은 오늘날에도 여전히 심각한 문제다. 특히 도시에서 살아가는 현대인들은 비만에 훨씬 취약한 환경에 노출돼 있다.

우리나라의 비만율은 코로나19 팬데믹을 거치면서 가파르게 증가했다. 2007년 31.7퍼센트였던 비만율이 2015년 33.2퍼센트까지 증가하다가 34퍼센트 내외를 유지하는 수준이었다. 그런데 2020년에 38.3퍼센트로 크게 증가했다. 특히 성인 남성의 비만율이 40퍼센트를 넘어서면서 심각한 상태에 이르렀다.

최근 비만과 다이어트로 고민하는 사람들에게 희망적인 소식이 하나둘 들려오고 있다. 상품명 위고비(Wegovy), 마운자로(Mounjaro) 등 다양한 비만 치료 주사가 속속 등장하며 다이어트의 신기원이 열렸다. 이들 주사는 GLP-1 호르몬과 유사 물질을 활용하는데, 식욕을 줄여서 살이 찌는 것을 막아 준다. GLP-1은 포만감을 증가시켜 식욕을 조절하는 호르몬으로, 약물이 체내에서 GLP-1과 유사하게 작용하면서 배고픔은 줄이고 포만감을 유지해 음식 섭취를 줄여 준다. 그러나 일반인이나 과체중인 사람까지 쉽게 이용할 수 있는 약물은 아니다. 체질량지수(BMI)가 30kg/㎡ 이상인 비만 환자에게만 사용이 허락되기 때문이다. 이상혈당증(당뇨병 전단계 또는 제2형 당뇨병), 고혈압, 이상지질혈증 등이 있다면 비만 환자가 아니라도 사용할 수 있지만, 그렇지 않다면 사용하기 어렵다.

설령 장래에 몇 알만 먹으면 식욕이 감쪽같이 사라지는 약이 등장한다고 해도 이는 다이어트의 본질과는 거리가 멀다. 약물을 이용한 다이어트는 절대 우선할 수 없는 방법이다. 약물 사용에 따른 부작용을 따져 봐야 하고, 건강에 아주 나쁜 결과를 초래할 수도 있기 때문이다.

다이어트에 가장 좋은 방법은 뭐니 뭐니 해도 절식이며, 차선책은 체계적인 신체 활동과 운동이다. 여기에 천천히 식사하기, 거꾸로 식사법(4장 참조), 밥공기 줄이기, 채소 더 많이 먹기 등과 같은 행동 전략과 마인드풀 이팅(mindful eating, 마음챙김 식사)이나 스트레스 관리 같은 심리 전략이 반드시 뒤따라야 한다. 특히 매일 한 차례 땀을 흘리는 루틴인 1일 1땀과 함께 식습관 교정, 적절한 심리적 기술이 동반된다면 누구나 최고의 다이어트 효과를 얻을 수 있다. 왜냐하면 우리 몸에는 강력한 다이어트 기관이 존재하기 때문이다.

다이어트는 약이 아니라 몸이 한다

2003년 골격근이 인간 신체에 존재하는 분비기관이라는 사실이 발견됐다. 골격근이 단순한 근육이 아니라 수축할 때 특정 운동 인자를 분비한다는 것이다. 이른바 마이오카인(myokines)이라고 불리는 이 인터루킨-6(interleukin-6, IL-6)을 비롯한 여러 종류의 사이토카인은 근육세포에서 분비돼 혈액을 타고 이동하며 신체 각 기관의 다양한 생리 활성을 견인한다. IL-6을 필두로 마이오스타틴(myostatin, Mstn), 인터루킨-8(interleukin-8, IL-8), 아이리신(irisin) 등 속속 발견된 신체 활성 물질 마이오카인은 근육세포에 직접적으로 영향을 미쳐 근육세포의 주변 조직 또는 혈류를 통해 여러 조직에 막강한 영향력을 발휘한다.

마이오카인은 근육의 성장은 물론 당뇨와 비만에도 긍정적인 영향을 미치고, 고혈압을 예방한다. 또한 마이오카인의 일종인 IL-15, IL-8 등이 암세포의 증식을 억제하고, 심지어 암세포를 사멸시키는 역할을 한다. 마이오카인은 근육에서 만들어지는 여타 사이토카인과는 달리 오히려 염증을 줄이는 역할을 한다.

정상 체중의 보통 사람은 근육이 체질량의 40~50퍼센트를 차지하며 지방량은 20~35퍼센트 정도다. 그에 비해 비만한 사람은 지방량이 체중의 40~60퍼센트를 차지한다. 비만한 사람의 지방세포에서는 염증성 아디포카인(proinflammatory adipokine)의 분비가 증가하며, 이들은 대부분 근육량이 낮으므로 마이오카인 분비는 적다. 만성적인 아디포카인 분비 상승은 대사 과정에서 인슐린 저항성을 높이는데, 이때 마이오카인이 아디포카인 기능을 상쇄하는 역할을 한다. 근육과 지방의 관계를 아디포카인-마이오카인으로만 설명할 수는 없지만, 근육과 지방은 기본적으로 반대 관계에 놓인다. 그러니 속절없이 살이 찌고 다이어트가 힘들다면 근육부터 늘려야 한다.

마이오카인은 근육 내부의 포도당 활용을 개선해 인슐린 저항성을 줄여 주고, 화학적 전달자 역할을 함으로써 체지방에서 만들어지는 아디포카인의 발생을 억제한다. 마이오카인은 근육 형성, 식욕 조절, 뇌세포 재구성에 전방위적인 영향을 미친다. 마이오카인 분비가 늘면 비만 문제에서 어렵지 않게 벗어날 수 있다.

운동을 하면 혈장 내 IL-6 수치가 최대 100배까지 높아질 수 있다. 이때 IL-6은 췌장에 영향을 미쳐 인슐린 분비를 개선하고, 지방 조직에까지 영향을 미쳐 지방 분해를 촉진한다. 간에서 포도당 합성이 활성화되면서 근육에 영향을 미치는데, 근육 사이의 지방을 분해하고 근육 생성을 촉진한다. 또 다른 마이오카인의 일종인 아이리신은 운동할 때 근육에서 만들어지는 FNDC5라는 단백질이 잘린 조각으로, 혈관을 타고 지방 조직으로 이동해 백색 지방(white adipose tissue, WAT)을 갈색 지방(brown adipose tissue, BAT)으로 바꾸면서 열 생성을 촉진하고 지방을 줄여 준다.

우리 몸의 지방 조직은 백색 지방과 갈색 지방으로 나눌 수 있다. 백색 지방은 대부분의 지방을 포함하며 세포 내 중성 지방을 축적하는 한편, 여러 아디포카인을 분비한다. 특히 렙틴(leptin)은 지방 조직에서 분비되는 대표적인 아디포카인으로, 비만과 관련된 에너지 섭취 증가에 영향을 미치고 체중과 포만감을 조절하는 대단히 중요한 역할을 한다. 또 정상 체중인 사람보다 비만인 사람의 혈중 농도가 높은데, 이는 렙틴이 주로 백색 지방에서 생성되고 지방세포가 클수록 더 많은 렙틴을 생산하기 때문이다. 즉 렙틴 저항성이 생겨 좀처럼 식욕이 억제되지 않는 상태가 되는 것이다.

매일 흘리는 땀은 내 몸에서 지방이 분해되고 근육이 늘어나고 있다는 명백한 증거라고 할 수 있다. 1일 1땀을 꾸준히 실천한다면, 외모뿐만 아니라 내부의 장기들마저도 전과는 다른 모습으로 바뀔 것이다.

05

살찌고
기운 없는 몸이 된다

복싱 선수들이 체중을 감량하기 위해 종일 사우나실을 들락날락하는 모습을 봤을 것이다. 그들이 그렇게 땀을 비 오듯 흘리는 모습은 사우나가 체중 감량의 비결인 것처럼 느껴지게 한다. 하지만 이는 계체량을 통과하기 위한 임시방편일 뿐 절대로 권할 만한 다이어트 방법이 아니다. 다이어트를 하기 위해서는 꾸준히 절식하고 체계적으로 운동해야 하며, 이를 벗어나는 다이어트 방법은 모두 부수적이거나 실효성이 없는 것들이다.

만약 지금 계속 살이 찌고 체중 감량이 제대로 이뤄지지 않아 고민이라면, 땀 흘리며 운동한 것이 언제였는지 돌아볼 필요가 있다. 몸속 지방과 근육의 비율이 다이어트의 성패를 가늠하는 열쇠다. 근육이 얼마나 많은가, 지방이 얼마나 많은가에서 성패가 갈린다는 뜻이다. 땀 흘려 운동한 기억이 가물가물하다면 다이어트가 힘든 몸, 살이 잘 빠지지 않는 몸으로 변해 있을 것이다. 살을 빼고 싶어 운동을 해 보려는데 근육통과 거부감(운동에 대한 저항 심리) 탓에 몸과 마음이 좀처럼 움직이지 않을 것이고, 몸속 지방과 근육의 비율에 따라 식욕을 조절하기 힘들어 음식을 참기 힘들 것이다. 무엇보다 이미 기초대사량이 떨어진 몸, 기운은 없고 살만 계속 찌는 몸으로 바뀌었을 것이다. 그 때문에 아무리 심리적 고통을 이겨 내고 다이어트를 해 보려고 해도 실천에 나서기가 어려운 것이다.

체중과 싸우지 말고 몸의 시스템을 바꿔라

다이어트는 숫자와의 싸움이 아니라 내 몸에 장착된 시스템과의 싸움이다. 아니, 내 몸의 시스템을 조화롭게 재배치하는 일이다. 무엇보다 하루 한 번 줄기차게 땀을 흘리는 것, 1일 1땀이 중요하다. 땀을 흘리지 않으면 신체 에너지는 물론이고 정신 에너지도 정체된다. 몸 안의 열, 혈액, 에너지, 노폐물, 감정이 땀으로 변해 밖으로 제대로 흐르지 않을 때 나의 체중뿐 아니라 몸 상태와 기분도 정체되고 마는 것이다. 그 정체 상태를 뚫는 가장 빠르고도 확실한 방법이 바로 하루에 한 번 땀을 흘리는 것, 즉 1일 1땀이다.

이렇게 흘리는 땀이 건강한 땀이다. 반대로 사우나실에서 또는 더운 날씨에 신체 활동과는 별 상관없이 흘리는 땀은 '빈 땀'이다. 빈 땀도 흘리지 않는 것보다는 낫지만, 건강한 땀에 비할 것이 아니다. 가능한 한 건강한 땀을 흘려야 한다.

매일 땀을 흘리는 습관은 체온을 끌어올리고, 몸속에 숨어 있는 게으른 대사를 깨우고, 살찌는 체질을 연소하는 체질로 바꿔 준다. 그리하여 종국에는 내 삶마저 바꾸는 작지만 위대한 변화의 출발점이 될 것이다.

온갖 질병과 노화가
쫓아오기 전에

가장 좋은 땀은 운동을 해서 흘리는 땀이다. 운동과 땀은 떼려야 뗄 수 없는 관계다. 하루 단 30분이라도 운동을 해서 땀을 흘린다면 최고의 건강을 누릴 수 있다. 운동을 자주, 많이 할수록 땀샘의 기능이 활발해져 땀을 더 잘 흘리는 체질이 된다. 운동을 하고 30~40분 정도가 지나면 몸속에 쌓인 납, 카드뮴 같은 각종 중금속과 유해 물질이 땀에 실려서 밖으로 배출된다. 이 노폐물을 배출하는 땀은 대단히 중요한 일을 한다. 간이나 신장의 활동, 배설 작용만으로 모든 독소를 처리할 수 없기 때문이다. 물론 땀을 지나치게 많이 흘리는 것은 오히려 건강을 해칠 수도 있다. 나트륨이나 칼슘, 마그네슘 등의 필수 이

온까지 함께 빠져나오면서 우리 몸의 전해질 균형을 깰 수 있기 때문이다. 강도 높은 운동을 할 때 물과 함께 이온음료를 반드시 섭취해야 하는 이유가 이것이다.

더운 날씨에 신체 활동을 하면 체온이 올라가면서 자연스럽게 땀이 배출된다. 땀이 증발하면서 체열을 식혀 주는 것이다. 덥지 않은 날씨에도 땀이 난다면, 체온이 올라갈 만큼 충분한 신체 활동을 했다는 증거다. 이는 전혀 나쁜 일이 아니다. 운동 효과가 나타날 만큼 충분한 신체 활동을 했다는 뜻이기 때문이다. 오히려 체온이 충분히 올랐음에도 땀을 흘리지 못한다면, 몸 내부가 과열되면서 장기와 조직의 손상을 초래할 수 있다.

땀이 흐르기 시작하면 온몸이 깨어난다

운동을 할 때는 200만~400만 개의 피부 속 에크린샘(eccrine gland)에서 땀이 분비되는데, 운동과 땀의 시너지 효과로 우리 몸이 극적으로 건강해진다. 연구에 따르면, 일주일에 4회 정도 규칙적으로 땀을 흘린 사람들은 심장마비 돌연사나 치명적인 관상동맥 및 심혈관 질병 등으로 인한 사망률이 확연히 낮았다. 또 다른 연구에서도 30분 정도 땀을 흘린 사람은 고혈압 증상이 개선됐다. 운동은 심폐 기능을 강화해 심장과 혈관 등의 건강을 개선하고, 이때 흐르는 땀은 체온과 혈압을 균형 있게 관리한다.

땀은 피부에 수분을 공급해 피부 표면이 건조하고 거칠어지는 것을 막아 준다. 또한 운동 후 바로 샤워를 하면 체내 노폐물 배출이 더 원활하게 이뤄져 피부를 시원하고 건강한 상태로 유지할 수 있다. 적정 수준의 운동, 충분한 땀, 이어지는 샤워로 최고의 건강 루틴을 만들 수 있는 것이다.

샤워를 할 때 지나치게 뜨거운 물을 사용하거나 지나치게 오래 하는 것은 금물이다. 샤워를 오래 하면 피부의 유·수분 균형이 깨지고 피부 장벽이 손상돼 건조해지기 쉽다. 특히 건성 피부이거나 습진이 있는 사람은 오래 씻으면 가려움증을 느낄 수 있고, 심하면 튼 것처럼 갈라질 수도 있다. 따라서 건강한 피부를 가진 사람이라도 샤워 시간은 10~15분을 넘지 않는 것이 바람직하다.

운동을 배워야 하는 것처럼, 땀 흘린 후 수분과 영양을 보충하는 법 그리고 올바른 세안과 샤워법을 배우는 일도 대단히 중요하다. 운동으로 땀을 흘리는 것은 좋지만, 바로 샤워하지 않으면 오히려 피부 자극의 원인이 될 수 있다. 피부 세균은 따뜻하고 습한 환경을 좋아하기 때문에 땀으로 젖은 습하고 뜨거운 피부에서 증식하기 쉽다. 땀에 젖은 옷을 계속 입고 있으면 뾰루지가 생기거나 모낭염 같은 염증 반응이 악화될 수 있다. 그러면 모낭에 세균이 쌓이면서 가려움증, 색소 침착 등이 일어날 수 있다.

운동은 최고의 스트레스 해소법이며, 이때 땀을 흘리는 일이 운동 효과를 최상으로 만드는 데 커다란 기여를 한다. 또 땀을 충분히 흘리고 나면 기분이 좋아진다. 더운 날씨에는 뜨거워진 피가 피부 아래 정맥을 지날 때 땀이 나는데, 땀이 피를 식혀 주므로 열기가 가신 피가 돌게 된다. 이때 심장은 엔도르핀과 같은 행복 호르몬을 분비한다. 땀을 흘리고 나면 즐거움과 카타르시스를 느낀다는 사실이 생화학적으로도 설명된다는 뜻이다.

또 땀 냄새에도 상대나 자기 자신이 기분 좋은 느낌을 받는다는 연구 결과가 있다. 땀을 흘리고 나면 긍정적인 감정이 드는 것은 땀을 성취나 노력의 결과로 생각하는 것과 연결된다. 이렇게 운동이나 적당한 노동을 통해 땀을 흘리면 우리는 훨씬 더 긍정적인 기분을 느낄 수 있다.

땀을 원활하게 흘릴 수 있다는 사실은 건강의 징표이기도 하다. 땀을 제대로 흘리지 못하거나 쓸데없이 많이 흘리는 사람도 있기 때문이다. 일반적으로 운동을 많이 한 사람들이 그렇지 않은 사람들보다 더 빨리 땀이 나고 더 많이 흘리게 된다. 몸이 신체 활동을 빠르게 인지하고, 신속하게 체온 조절을 시도하기 때문이다. 규칙적인 운동을 통해 이전보다 체격이 커지면 땀이 더 잘 나는데, 근육량이 많으면 기초대사량이 증가해 열 발산이 많아지고 그로 인해 자연스럽게 땀의 양도 늘어나기 때문이다.

땀은 체온이 상승했을 때, 특히 운동이나 더운 환경에서 체온을 낮추는 냉각수 역할을 한다. 땀이 증발하며 피부 표면의 열을 흡수해 체온을 떨어뜨리는 효과를 발휘한다. 또 땀은 땀샘을 통해 물과 함께 나트륨·염소 등의 전해질, 요소·젖산 등의 노폐물을 배출한다. 그리고 땀은 피부 표면의 수분과 유분을 조절해 피부를 촉촉한 상태로 유지하고, 각질 제거를 돕는다. 운동을 통해 흘린 땀은 신진대사를 활발하게 해 체지방 연소를 돕고 근육을 강화한다. 땀이 주는 이점은 셀 수 없을 정도이며, 땀 덕분에 우리는 건강해질 수 있다. 이는 곧 땀을 흘리지 않으면 건강 악화와 노화, 질병을 불러들인다는 얘기다. 이제부터는 땀 흘리는 일을 더욱 긍정적으로 생각하기 바란다.

07

아무리 디톡스해도
몸이 해독되지 않는다

꽤 오래전부터 디톡스는 건강 분야에서 매우 중요한 화두였다. 하지만 모든 디톡스 요법이 과학적 근거를 기반으로 한 것은 아니다. 예컨대 말년의 스티브 잡스는 과학적인 암 치료를 거부하고 디톡스에 열중했다. 그는 대체 요법을 통해 암을 극복할 수 있다고 믿었다. 엄격한 채식주의를 기본으로, 사이비 의사가 전하는 과일 요법과 약초 요법에 집중했다. 유기농 채소를 먹고, 주스로 끼니를 때우고, 효험이 좋다는 특정 물만 골라 마셨다. 대체 요법에서 제안하는 장 세척을 통해 자신이 암을 이겨 낼 수 있다고 믿었다. 또 몸과 마음을 정화한다고 주장하는 명상과 심령술에 빠져 지냈다.

과학적 디톡스 방법이 분명 존재하지만, 이처럼 허황되고 효과도 거의 없는 가짜 디톡스 방법이 시중에 난립하고 있다. 레몬 디톡스, 클렌즈 주스, 해독 주사, 장세척 등 많은 디톡스 방법 가운데 과학적으로 검증된 것은 거의 없다. 장사치들이 만들어 낸 가짜 치료법이 대부분이다.

최고의 디톡스 방법은 운동 그리고 운동을 통해 건강한 땀을 흘리는 것이다. 심장을 뛰게 하고, 혈관을 확장하고, 피부를 통해 노폐물을 밖으로 밀어내는 생리 과정인 땀은 우리의 의지에 따라 일상에서 행할 수 있는 가장 강력한 해독 전략이다.

많은 사람이 디톡스를 간, 신장, 장의 문제라고 생각한다. 물론 해독의 1차 관문은 간이며, 신장은 혈액 속 노폐물을 걸러 내는 정수장치이고, 장은 쓰레기통에 해당한다. 그러나 이런 장기들이 제 역할을 하려면 온몸의 순환 기능이 살아 있어야 한다. 체열이 오르고 혈류가 돌고 림프가 순환하며 땀이 흐를 때, 해독의 회로가 제대로 작동한다. 땀은 해독의 마지막 출구이며, 전체 디톡스 시스템을 작동시키는 기폭제다.

주연만큼 중요한 조연의 역할

운동을 하고 땀을 흘리면 독소가 빠져나간다는 말을 들은 적이 있을 것이다. 뜨거운 사우나에서 땀이 비 오듯 쏟아지면 몸속 묵은 노폐물이 씻겨 내려가는 것 같고, 정신까지 맑아지는 경험도 한 번쯤은 해 봤을 것이다. 땀이 정말 몸의 디톡스를 책임지는 주인공일까?

땀샘의 가장 중요한 임무는 체온 조절이다. 우리가 흘리는 땀은 대부분 물로 이뤄져 있으며 여기에 약간의 염분과 미네랄, 젖산이 섞여 있다. 즉 땀은 근본적으로 우리 몸의 '냉각 장치'에 가깝다. 그렇기에 해독 기관이라고 하면 간이나 신장부터 떠올리는 것도 당연하다. 이 장기들이야말로 우리가 섭취하거나 대사 과정에서 생긴 독소를 처리하는 핵심 기관이니 말이다. 그러나 땀이 해독과 전혀 상관없는 것은 아니다. 여러 연구에서 땀을 통해 소량의 중금속(비소, 수은, 납, 카드뮴 등)이나 환경호르몬(비스페놀A)이 배출된다는 사실이 밝혀졌다. 하지만 그 양이 매우 적어 땀을 주요 해독 경로라고 보기에는 무리가 있다. 쉽게 말해 땀은 디톡스 무대의 주연이 아니라 조연에 가깝다.

땀의 진정한 가치는 오히려 이 조연 역할에 있다. 땀을 흘릴 때 우리 몸의 혈액 순환이 활발해지고, 모세혈관과 림프의 흐름이 개선된다. 노폐물의 체외 배출을 돕는 순환 시스템이 전체적으로 원활해지기 때문이다. 또 땀은 피부의 모공을 열어 그 안에 쌓여 있는 피지와 각질, 불필요한 잔여물을 밖으로 밀어낸다. 사우나 후 피부가 매끈해지고, 운동 후 얼굴빛이 밝아지는 것도 이 때문이다. 나아가 땀을 흘리면 스트레스 호르몬인 코르티솔이 줄어들어 신경계의 균형이 회복된다. 땀이 몸과 마음을 함께 정화하는 통로인 셈이다.

만성 피로, 알레르기, 변비…
원인 불명의 증상들

땀의 성질은 다양하다. 건강한 땀은 맑고 무색무취에 가깝다. 규칙적인 운동이나 온열 요법을 통해 흘리는 땀은 체온을 조절하고, 혈관을 확장하며, 면역력을 키우는 역할을 한다. 반면 스트레스 상황에서 나는 끈적이거나 강한 냄새가 섞인 땀은 신체의 불균형을 드러내는 경고음에 가깝다. 다시 말해, 땀의 양보다 질이 중요하다는 뜻이다.

땀만으로 몸속 독소가 모두 씻겨 나가지는 않는다. 그러나 땀을 흘리는 과정에서 순환이 개선되고 면역력이 강화되며 피부와 신경계가 맑아지므로, 땀의 역할은 훨씬 전체적이고 총체적이다. 운동 중 흐르는 땀은 몸속을 청소한 결과물이다. 땀에는 나트륨, 암모니아, 요산,

중금속 그리고 스트레스 반응에서 생긴 염증성 부산물들이 포함돼 있다. 땀 한 방울에는 약 0.9퍼센트의 염분과 함께 수용성 독소가 녹아 있고, 운동을 통해 생성된 열이 지방에 저장된 독성 물질까지 배출해 낸다. 특히 만성 피로, 두통, 피부 트러블, 알레르기, 변비 등 원인 불명의 증상은 혈액과 림프의 정체로 인한 독소 순환의 결과일 수 있다. 이때 가장 빠르고 부작용 없는 처방이 바로 땀을 흘리는 것이다.

해독은 배출이 아니라 순환이다

"그러면 사우나 자주 가면 되겠네"라는 말은 절반은 맞고 절반은 틀린 결론이다. 사우나는 정체된 말초 혈관을 확장하고 몸속 온도를 높여 일시적으로 땀 배출을 유도하는 데 도움이 된다. 뜨거운 증기와 열이 피부 표면의 모세혈관을 자극해 혈류를 늘리고 땀샘을 열어 주는 효과가 있다. 하지만 운동과 비교할 때 대단히 중요한 한 가지 차이가 존재한다. 운동 없이 나는 땀은 '수동적 땀', 몸을 움직이며 스스로 만든 땀은 '능동적 땀'이라는 사실이다.

능동적 땀이 더 강력한 이유는 단순히 땀의 양이 많거나 적다는 문제가 아니다. 땀을 만들어 내는 과정에서 몸속의 심혈관계, 근육계, 대사계, 신경계까지 동시다발적으로 작동한다는 것이다. 능동적 땀을 흘릴 때는 심박수가 자연스럽게 상승하며 혈액이 더 빨리 순환하고, 근육이 수축하면서 림프관이 압착되듯 열리고, 노폐물 배출 통로가 열리며, 혈류가 심장에서 말초까지 힘차게 밀려 나간다. 이때 대사 효소가 활성화되며 에너지 소모량이 늘어나고, 미토콘드리아가 열을 만들면서 지방과 독소를 태우는 과정이 가속화된다. 땀 한 방울이 나기까지 이렇게 복합적이고 전신적인 생리 반응이 일어나는 것이다.

다시 말해 사우나에서 흘리는 수동적 땀은 몸이 '외부 자극에 반응해 표피에서 수분을 배출'하는 수준에 머물지만, 운동을 해서 흘리는 능동적 땀은 '심장, 근육, 뇌, 신경, 세포 속 에너지 공장이 모두 협력해 만들어 내는 신진대사의 결과물'이다. 디톡스 효과를 진정으로 원한다면, 하루 한 번 능동적 땀을 흘리는 것이 사우나를 매일 가는 것보다 훨씬 지혜로운 선택이다.

여기에 디톡스 과정에서 반드시 기억해야 할 원칙이 있다. 바로 '버린 만큼 채워야 한다'는 것이다. 땀은 수분과 전해질을 함께 배출한다. 땀을 흘린 뒤 물과 전해질이 보충되지 않으면 탈수와 피로가 심해지고 혈액 점도가 높아져 오히려 노폐물이 제대로 배출되지 못한 채 체내로 되돌아올 수 있다. 그 결과 해독은커녕 몸이 더 무겁고 피로해질 수 있다.

건강한 디톡스를 위해서는 몇 가지 습관이 필수적이다. 운동 전후 200~300밀리리터씩 물을 나누어 마셔 체액 균형을 유지하고, 무리한 탈수 유도를 피해야 한다. 땀을 억지로 짜내는 사우나 다이어트나 비닐 옷을 입고 운동하는 방식은 체중은 일시적으로 줄일 수 있을지언

정 체수분과 전해질 손실 때문에 위험하다. 전해질 보충을 위해서는 생수보다 미네랄 워터나 약간의 소금이 가미된 물을 마시거나 칼륨·마그네슘이 풍부한 바나나·오렌지·토마토 같은 과일을 먹는 것이 좋다. 땀을 흘린 직후에는 카페인과 알코올을 피하는 것이 좋다. 둘 다 이뇨 작용을 촉진해 수분과 전해질 손실을 심화하고 심혈관계에도 부담을 줄 수 있다.

디톡스는 배출이 아니라 순환이다. 배출만 하고 채우지 않으면 순환이 끊기고, 채우기만 하고 배출하지 않으면 노폐물이 쌓인다. 그 순환의 관문이 바로 땀이며, 그 땀은 가능하면 몸이 스스로 만들어 내는 능동적 땀, 건강한 땀이어야 한다. 하루 20~40분의 유산소 운동과 근력 운동이 만들어 내는 땀 그리고 땀을 흘린 뒤의 적절한 회복이야말로 최고의 해독 프로그램이자 장기적인 건강 투자다.

현대인의 몸은 생각보다 많은 독소에 노출돼 있다. 미세먼지, 가공식품, 스트레스, 수면 부족, 화학약품 등과 같은 각종 생활 독소를 피할 수 없다. 따라서 우리는 자신의 몸을 스스로 정화하는 힘, 즉 자가 해독력을 키워야 한다. 그 시작점이 바로 1일 1땀 루틴이다. 하루 한 번 땀을 흘릴 만큼의 신체 활동과 운동 그리고 그 뒤에 이어지는 깨끗한 물 한 잔, 이 조합이야말로 최고의 디톡스 솔루션이다.

2장
·
땀은
내 몸의 성적표

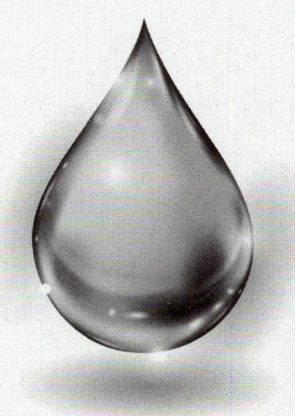

몸이 보내는
가장 솔직한 보고서

우리가 '땀'이라고 부르는 액체는 단순히 더위를 식히기 위해 피부 밖으로 흘러나오는 물방울이 아니다. 땀은 우리 몸의 언어이며, 신체 내부에서 일어나는 미묘한 변화를 가장 먼저 알리는 경보 장치다.

우리 몸에는 두 종류의 땀샘이 있다. 첫 번째는 에크린샘으로, 전신에 고르게 분포해 있고 특히 손바닥과 발바닥에 많다. 시험을 앞두고 손바닥에 차는 땀이나 더운 여름날 등에 송골송골 맺히는 땀이 전형적인 에크린 땀이다. 이 땀은 무색무취에 가깝고, 피부에서 금세 증발해 체온을 식히는 역할을 한다. 말하자면 몸속에 내장된 '냉각기'인 셈이다.

다른 하나는 아포크린샘(apocrine gland)이다. 이 땀샘은 겨드랑이, 사타구니, 유두 주변처럼 사춘기 이후 성호르몬의 영향을 받는 부위에 집중적으로 분포한다. 처음 분비될 때는 냄새가 없지만 단백질과 지방 성분이 많아 피부 표면의 세균과 만나면 특유의 냄새를 낸다. 흔히 '체취'라고 부르는 향은 사실상 아포크린샘의 부산물이다. 그래서 어떤 사람은 땀 냄새가 거의 없는 반면, 어떤 사람은 사춘기 이후 이 냄새 때문에 곤란을 겪기도 한다.

에크린샘은 임신 4개월 무렵 태아의 손·발바닥에서 가장 먼저 형성된다. 출생과 동시에 곧바로 작동하기 시작해 평생 쉬지 않고 땀을 흘린다. 우리 몸은 하루 평균 500밀리리터 이상의 땀을 배출하는데, 더운 날씨나 운동을 하면 그 양은 몇 리터까지 늘어날 수 있다. 앞서 언급했듯이, 땀은 단순한 물이 아니다. 소금, 미량의 이온, 대사 과정에서 생긴 노폐물이 조금씩 섞여 있다.

아포크린샘은 태어날 때 이미 자리 잡고 있지만 사춘기 전까지는 기능하지 않는다. 호르몬의 신호를 받아야만 활성화되기 때문이다. 흥미로운 점은 아포크린 땀이 모낭을 통해 배출된다는 점이다. 따라서 체모와 밀접한 관계를 맺으며, 땀이 피부에 스며드는 방식도 에크린 땀과는 차이가 있다.

땀샘은 뇌와 긴밀하게 연결돼 있다. 뇌의 시상하부는 체온을 감지하는 센서처럼 작동한다. 체온이 오르면 곧바로 교감신경을 자극해 에크린샘을 작동시킨다. 재미있는 점은 대부분의 교감신경이 노르에피네프린을 분비하는 데 반해 땀샘은 아세틸콜린에 반응한다는 사실이다. 발한이 일어나는 과정은 조금 특별하다고 할 수 있다.

아포크린샘은 스트레스, 공포, 성적 긴장 같은 감정적 자극에 민감하다. 중요한 발표를 앞두고 겨드랑이에 땀이 차거나, 첫 데이트에서 긴장해 손에 차가운 땀이 흐르는 이유가 바로 여기에 있다. 이처럼 어떤 땀은 단순한 체온 조절 장치를 넘어 우리의 감정을 드러내는 생리적 표현이 되기도 한다.

땀으로 읽는 몸의 상태

땀은 건강 상태를 보여 주는 중요한 단서다. 대표적인 예를 몇 가지 들어 보겠다.

첫째, 다한증은 필요 이상으로 땀이 많이 나는 질환이다.

체온 조절에 필요한 양을 훌쩍 넘기기 때문에 일상생활에 큰 불편을 줄 수 있다. 국소 약물이나 보톡스[보툴리눔 톡신(Botulinum toxin)] 주사, 때로는 수술까지 고려해야 하는 문제다.

둘째, 브롬히드로시스(bromhidrosis, 땀악취증)는 아포크린 땀이 세균에 의해 분해되면서 심한 냄새가 나는 질환이다.

위생 관리가 중요하며, 심하면 이 역시 수술적 치료가 필요하다.

셋째, 낭포성 섬유증은 선천적으로 땀샘이 소금을 재흡수하지 못해 '짠 땀'을 흘리는 질환이다.
단순히 땀이 짜다는 특징을 넘어 폐와 소화기 점액에도 영향을 미치므로 치명적일 수 있다.

넷째, 화농성 땀샘염은 아포크린샘이 모여 있는 부위에 만성 염증이 생기는 질환이다.
사춘기 이후 주로 겨드랑이나 사타구니에 발생하며 고통스러운 농양과 흉터를 남기기도 한다.

다섯째, 저한증 또는 무한증은 땀이 거의 나지 않는 질병이다.
이 병이 있는 경우 체온 조절이 잘 되지 않아 여름철에는 생명이 위험해질 수도 있다.

이렇게 땀은 제대로, 적정하게 흘러야만 하는 필수 생리 현상이다. 특히 땀을 분비하는 땀샘이 제 역할을 하지 못하면 삶의 질이 크게 떨어지고, 때로는 심각한 질병으로 이어질 수 있다.
흔히 개는 땀을 흘리지 않는다고 이야기하는데, 이는 틀린 말이다.

개에게도 땀샘이 있고, 사람에 비하면 적지만 항상 땀을 흘린다. 하지만 사람처럼 땀을 많이 흘리지 않기 때문에 체온을 식히는 능력이 대단히 약하다. 개가 올라간 체온을 내리기 위해서는 혀를 내밀고 헐떡거리거나 물을 마시고 그늘에서 쉬어야만 한다.

그에 비해 인간은 땀샘과 땀 분비 기능이 매우 발달해 있다. 땀을 잘 흘릴 수 있어서 열대나 한대 지방에서도 어렵지 않게 생활할 수 있다. 땀을 불편한 존재로만 여겨서는 안 된다. 옷에 얼룩을 남기고 냄새를 풍기며 때로는 체면을 구기는, 숨겨야만 하는 대상이 아니다. 땀은 우리 몸이 생존하기 위해 선택한 가장 정직하고 효과적인 생리 방식이다. 몸의 열을 식히고, 노폐물을 내보내며, 감정을 전달하는 이 투명한 액체는 삶을 지탱하는 숨은 영웅이다.

02

땀은 모두
같다?

때로 땀이 끈적하고 냄새도 심하고, 운동하면서 땀을 흘렸는데도 전처럼 개운함을 느끼지 못할 때가 있다. 땀이 흐르긴 하는데 뭔가 불편하다거나 아예 땀이 나지 않는다고 이야기하는 사람들이 있다.

건강한 땀은 몸의 기능이 원활히 작동하고 있다는 생리적 신호다. 땀을 많이 흘린다고 무조건 좋은 것은 아니며, 질이 중요하다. 땀은 성분, 냄새, 흐르는 부위, 양상에 따라 건강 상태를 보여 주는 중요한 지표가 된다. 땀 상태를 살펴보면 그 사람의 자율신경계, 호르몬, 대사, 순환 상태를 어느 정도 짐작할 수 있다. 마치 혈액 검사를 통해 건강검진을 하듯, 땀의 현재 상태만으로도 건강 상태를 알 수 있다.

건강한 땀은 투명하고 냄새가 거의 없으며, 물처럼 흐르다가 적절히 마른다. 운동 후 흘리는 땀이 대표적이다. 이런 땀은 체온을 조절하고, 혈액 순환을 도우며, 노폐물을 배출하는 데 효과적이다. 그리고 땀을 흘리고 나면 개운하다는 느낌을 받는다. 몸이 가벼워지고, 숨쉬기가 편해지며, 마치 내부가 환기된 듯한 느낌이 든다.

이런 땀이라면 몸이 신호를 보내는 중

반면 건강하지 못한 땀은 질감, 색, 냄새에서 큰 차이를 보이다. 예를 들어 끈적하고 마르지 않는 땀, 비대칭적으로 몸 한쪽에서만 흐르는 땀, 황색이거나 짙은 냄새가 나는 땀은 몸에 무언가 이상이 있다는 신호다. 심한 피로, 내분비 불균형, 독성 물질 축적, 교감신경 과잉 등이 이런 땀을 유발할 수 있다.

특히 암모니아 냄새가 나는 땀이라면 단백질 대사가 제대로 되지 않아서일 수 있다. 또 간 기능이 떨어져 있거나 단백질 과다 섭취 후 해독이 제대로 되지 않았을 때도 땀 냄새가 많이 난다. 땀에서 신 냄새가 강하게 날 때는 체내에 젖산이 과도하게 축적된 것이 원인이라고 볼 수 있다. 또 대사 스트레스나 무리한 운동 후에도 땀에서 신 냄새가 많이 날 수 있다. 또 만약 땀이 차갑다고 느껴진다면 즉각적인 조치를 취해야 할 응급 상황일 수 있다. 교감신경이 급격히 활성화되면서 나는 차가운 땀은 저혈당, 급성통증, 쇼크의 전조 증상으로 볼 수 있기 때문이다.

또 끈적이고 마르지 않는 땀은 자율신경계의 기능 저하, 체내 수분 대사 문제가 생겼다는 징후일 수 있다. 현재 체내에서 노폐물이 제대로 빠져나가지 못해 땀을 통해 배출된다고 볼 수 있기 때문이다.

또 땀이 몸의 양쪽이 아니라 한쪽에서만 흐른다면, 신경계 이상이나 근육 비대칭에 의한 자율신경의 불균형을 의심해 볼 수 있다.

정상적인 땀은 99퍼센트가 수분이며 나머지 1퍼센트는 나트륨, 칼륨, 칼슘, 마그네슘, 젖산, 요소, 암모니아, 글루코스, 면역 단백질 등으로 구성된다. 건강한 사람의 땀은 이 성분들이 적절한 비율로 섞여 있고, 신진대사가 원활한 상태라면 땀이 맑고 시원하게 느껴지는 것이 정상이다. 하지만 당 대사나 간 해독에 문제가 있으면 특정 성분이 축적돼 냄새나 점도에 변화가 생긴다.

중요한 사실은 땀이 아예 나지 않는 상태 역시 큰 문제가 될 수 있다는 것이다. 땀이 잘 흐르지 않는다면 현재 건강에 문제가 있을 수 있다. 요즘은 실내 생활이 많고 날이 좀 덥다 싶으면 에어컨을 사용하기에 체온 조절 기능에 문제가 생기기 쉽다. 그 결과 피부의 땀샘이 퇴화하고, 체온을 스스로 조절하는 능력이 떨어진 사람이 많아졌다. 이런 이들은 면역력과 대사 능력, 감정 해소 능력까지 저하될 수 있다. 말하자면 땀이 흐르지 않는 몸은 안으로 병을 쌓아 가는 몸이라고 할 수 있다.

따라서 "나는 땀이 안 나서 좋아요"라고 말하는 것은 문제가 있다. 건강한 사람이라면 운동할 때, 더울 때, 잠잘 때 적절히 땀을 흘린다. 하루에 단 한 번이라도 땀이 맺히고, 스며 나오고, 흘러내려야 우리 몸이 제대로 작동할 수 있다.

땀은 몸의 언어다. 말은 숨길 수 있어도 땀은 감추지 못한다. 몸은 거짓말을 하지 않는다. 하루를 마칠 때면, 오늘 내가 흘린 땀이 어땠는지를 떠올려 보기 바란다. 그 땀이 내게 어떤 이야기를 들려줬는지 귀 기울여 보기 바란다. 땀은 건강의 입구이자 경고음이며 회복의 출발점이다.

1일 1땀의 실천은 나의 땀 상태를 관찰하는 것에서 시작된다.

대사 균형부터 면역 상태까지
건강의 바로미터

땀은 99퍼센트 이상이 수분으로 이뤄져 있으며, 나머지 1퍼센트에는 놀라운 생명의 요소들이 포함돼 있다. 우리가 흘리는 땀 한 방울은 혈액에서 뽑아낸 정제된 물의 결정체다. 땀이 단순히 피부가 젖는 현상이 아니라 체내 순환계와 체열 조절, 해독 시스템이 유기적으로 작동한 결과로 방출되는 물이라는 뜻이다.

땀은 수분이 빠져나가는 과정이 아니다. 외부로 표출되는 우리 몸의 생명력이다. 몸은 더워지면 피부 표면의 땀샘을 통해 열을 배출해 체온을 낮춘다. 이때 땀의 주요 성분인 수분이 증발하면서 발생하는 증발열(evaporative heat loss)이 체온을 낮추는 생물학적 쿨러로 작동한다. 즉 땀은 체온을 조절하는 고차원의 생리 시스템이며, 물이 없다면 이 시스템은 작동조차 하지 못한다.

우리 몸을 구성하는 37조 개의 세포는 모두 물 위에 떠 있는 섬과 같다. 세포막은 지질로 이뤄졌지만, 그 내부의 세포질은 70~80퍼센트 가 물이다. 심지어 DNA가 있는 핵(nucleus)조차 물이 없으면 기능을 멈춘다.

우리 몸에서 물은 매우 다양하면서도 중대한 역할을 한다. 물은 세포 내에서 영양분을 녹이고, 노폐물을 씻어 내며, 효소 반응이 일어날 수 있게 하고, 열을 전달하며, 면역세포의 이동 경로를 열어 주는 모든 생리 작용의 조건을 만들어 준다. 이처럼 몸은 물을 기반으로 끊임없이 작동한다. 그 과정의 최종 출력물이 땀이다. 땀이 제대로 난다는 것은 세포 안팎의 수분 대사가 원활하게 이뤄지고 있다는 증거이자 수분 순환의 끝에 도달했다는 신호다.

땀을 흘린다는 것은 지금 세포가 제대로 숨을 쉬고 있다는 증거다. 땀은 세포가 건강하게 살아 있다는 징표이며, 몸속 수분 네트워크가 균형 있게 작동하고 있다는 '생리학적 안심 등'인 것이다. 하지만 현대 인은 생리 신호를 무시하기 일쑤다. 땀이 나면 더럽다고 여기거나, 어떻게 해서든 땀이 나는 것을 막으려 하거나, 땀 흘릴 만한 일이나 활동을 피하려고만 한다.

그러나 이런 삶은 우리 몸의 야생성을 죽이고, 항상성 균형을 깨뜨리는 심대한 건강 위험으로 되돌아온다. 땀을 흘리지 않으면 건강 악화라는 부메랑이 우리를 후려친다. 땀을 흘리지 못하면 몸속 수분이 정체되고, 세포는 메말라 가며, 피부는 막히고, 자율신경계는 균형을 잃고 만다.

수분을 섭취하지 않고 땀만 흘려도 문제가 생기지만, 땀도 흘리지 않고 물도 마시지 않으면 몸은 서서히 내부 순환을 닫는다. 몸속의 모든 도로가 끊기고 마는 것이다. 그러면 세포는 생기와 탄력을 잃고 만성 피로, 면역력 저하, 독소 축적, 노화 과속으로 이어진다. 총체적 건강 위험, 생명 단축, 조기 사망의 위험에 노출되는 것이다.

아침에 눈을 떴을 때 한 잔의 물, 가볍게 몸을 움직이며 흘리는 땀, 그리고 그 땀을 채워 주는 한 잔의 물. 이런 건강 루틴이 반복될 때 우리는 비로소 건강하게 오래 사는 길과 만날 수 있다. 우리는 땀을 통해 수분을 순환시킨다. 하지만 그만큼, 아니 그보다 더 중요한 것은 몸이 물을 '쓸 수 있는 상태'로 만드는 것이다. 그 출발은 하루 한 번의 '좋은 땀'과 제때 마시는 한 잔의 물이다.

땀이 물이고 세포가 물이며 건강한 삶이 물 위에 세워져 있다면, 우리가 매일 흘리는 땀 한 방울은 몸이 건강하다는 '물의 언어'인 셈이다. 1일 1땀은 우리 몸의 모든 세포가 목소리를 낼 수 있도록 도와주는 수분 순환의 선언이다.

땀 한 방울에 담긴 생명의 성분들

땀에는 나트륨과 염화물이 포함돼 있으며, 그 외에 칼륨·칼슘·마그네슘 같은 전해질 미네랄이 함께 포함돼 있다. 이들은 대단히 중요한 영양소로 심장 박동, 근육 수축, 신경전달, 수분 균형 등과 같은 중대한 신진대사를 조절하는 데 핵심적인 역할을 한다.

따라서 땀을 많이 흘리면 이런 전해질 소실이 일어나 피로감, 근육 경련(痙), 두통, 어지러움 같은 증상이 생길 수 있다. 특히 다량의 땀을 흘린 후 물만 보충하면 체내 전해질 농도가 낮아져 저나트륨혈증(hyponatremia) 같은 전해질 불균형이 발생할 수 있다. 그래서 1일 1땀에는 언제나 '1일 1전해질 보충'이 필수적으로 뒤따라야 한다.

운동을 하거나 신진대사가 활발해지면, 질소 노폐물과 젖산이 몸에 쌓인다. 이 중 일부는 땀을 통해 배출된다. 요소는 단백질 대사의 산물로, 주로 소변으로 배출되지만 땀으로도 나온다. 암모니아는 간에서 요소로 바뀌기 전의 중간 물질로, 과한 운동이나 간 기능 이상 시 땀 속 농도가 증가한다. 젖산은 격렬한 운동 후 생기는 산성 물질로, 땀에 섞여 배출되며 피로감과 관련된다. 이런 물질들은 땀의 pH(산도)를 변화시키고, 피부 자극이나 체취(냄새)에 영향을 미치기도 한다.

땀에는 소량이지만 비타민, 특히 수용성 비타민 B군과 C가 포함돼 있다. 또 스트레스 호르몬(코르티솔)이나 성호르몬(에스트로겐, 테스토스테론)도 미량으로 검출되는 경우가 있다. 땀은 몸의 내분비 상태를 알 수 있는 열쇠다. 최근에는 땀을 통해 이런 호르몬의 농도를 분석해 스트레스 수준, 생식 건강, 자율신경계 상태를 간접적으로 평가하려는 시도도 이뤄지고 있다.

또 땀에는 항균 펩타이드가 포함돼 있어 피부 표면의 유해균을 억제하는 기능도 한다. 대표적인 성분이 더미시딘(dermicidin)으로, 이는 땀샘에서 분비돼 피부에 퍼지며 자연 면역력을 높인다. 이 때문에 땀을 우리 몸이 가진 '살균 보호막'이라고 부르기도 한다.

땀은 중요한 중금속 배출 경로이기도 하다. 지방 조직에 쌓인 중금속(수은, 납, 카드뮴)이나 환경호르몬, 농약 잔류물, 비스페놀A와 같은 지용성 독소는 일반적인 배설 경로로는 잘 배출되지 않는다. 하지만 지속적인 땀 흘리기를 통해 이런 지속성 독소(persistent toxins)의 일부가 배출된다는 연구가 있다. 특히 사우나나 고온 유산소 운동은 이를 배출하는 데 도움이 되는 것으로 알려져 있다.

이렇게 땀 한 방울 안에 우리의 몸 상태가 모두 들어 있다. 땀을 통해 전해질의 균형, 대사 산물, 스트레스 반응, 면역 방어력, 독소 배출력 등과 같은 건강 상태 전반을 파악할 수 있다.

내 몸은
땀으로 말하고 있다

미국 사상가 스콧 니어링의 삶은 경이로움을 느끼게 한다. 특히 그의 죽음은 인류에게 아름답고 조화로운 사건으로 기억되고 있다.

스콧 니어링은 100세가 되던 해에 스스로 곡기를 끊고 죽음을 결행했다. 당시 그에게는 질병이 있었던 것도, 자살할 만한 내적 문제가 있었던 것도 아니었다. 다만 자신에게 주어진 생의 임무들을 잘 수행했다고 스스로 판단했기에 "온 힘을 다해 삶을 살았으므로 기쁘게 또 희망찬 마음으로 죽음을 맞이하"겠다고 선언한 것이다. 아내 헬렌 니어링의 회고록《아름다운 삶, 사랑 그리고 마무리》에는 남편 스콧의 죽음이 이렇게 묘사돼 있다.

"스콧은 하루 일을 마치고 집 안이 잘 정돈된 문가에 서서 그 앞에 펼쳐진 넓은 들판을 바라보며 저녁을 맞이하는 남자의 면모를 지니고 있었다. 그는 자기 힘이 아주 사라지기 전에 가고 싶어 했다. 그이는 자신의 자유 의지에 따라 가기를 원했고, 죽음과 조화를 이루고자 했다. 죽음의 경험을 피하려 하지 않았으며 스스로 기꺼이 그리고 편안하게 몸을 버리는 기술을 배우고 실천하기를 기대했다. 말하자면 죽음으로써 그 자신을 완성한 것이다."

그렇게 그는 웃으면서 자신의 마지막을 맞이했다. 아마도 이런 죽음을 실천할 수 있는 사람은 앞으로도 찾아보기 힘들 것이다. 인간은 필멸자이고, 일회적인 생명을 부여받으며, 이 단 한 번뿐인 생을 가장 멋지고 아름답고 창조해야 한다는 책임성을 떠올리게 하는 일화다. 오직 죽음만이 불완전한 인간을 완전한 존재로 만드는 사건임을 깨닫게 하는 충격적인 일화이기도 하다. 피할 수 없는 인생의 마지막 한 점은 죽음일 수밖에 없다는 진실과 함께 죽음은 부정한 일이 아니라 인간을 완성하는 일이라는 놀라운 진리를 알려 준다.

스콧 니어링이 그런 정신적 경지에 도달할 수 있었던 것은 100년이라는 생을 아낌없이 살아 냈기 때문이다. 그는 철학이나 심리학에서 가장 높은 정신적 경지라고 일컫는 죽음 수용이라는 의식 세계에 맞닿을 수 있었다.

일찍이 니어링 부부는 약 5,000달러를 들여 숲과 농장을 구입한 뒤 시골 생활을 시작했다. 그들은 버몬트 숲에서 먹을 것을 재배하고 기르는 자급자족 생활을 하기로 했다. 먹고사는 데 필요한 것을 적어도 절반 넘게 자급자족한다, 스스로 땀을 흘려 집을 짓고 땅을 일궈 먹을 것을 장만한다, 돈을 모으지 않는다, 1년 살기에 충분한 만큼 노동을 하고 양식을 모았다면 더 이상 돈 버는 일을 하지 않는다, 가축을 기르지 않으며 고기를 먹지 않는다 같은 미니멀리즘의 생활 원칙을 세웠다. 살면서 부족한 돈은 메이플시럽과 메이플 설탕을 만들어 판매하는 것으로 충당했고, 일부는 니어링의 강연료로 해결했다.

땀으로 완성된 100년의 삶

두 사람은 많은 시간을 땀 흘리는 노동에 바쳤다. 스콧 니어링은 100세 가까운 나이에도 땀 흘리는 일상을 놓지 않았다. 땀을 흘려 생명을 지키고, 땀을 흘려 하루의 양식을 얻었다.

편리와 문명에 찌든 현대 한국인에게 니어링의 이야기는 남 일처럼 느껴질 수도 있겠지만, 그가 흘린 땀의 진실만은 잊지 말았으면 한다. 그는 평생 땀 흘리는 것을 게을리하지 않았고, 땀 흘리는 시간을 최고의 시간으로 여겼다. 그것이 그가 100년을 아무 질병 없이 생존할 수 있었던 비결일 것이다.

땀을 흘리지 않는다면, 건강을 보장할 수 없다. 땀을 흘릴 수 없을 정도로 피부의 땀샘이 막히고 몸의 땀 분비 메커니즘이 망가졌다면, 이미 과속 노화의 고속도로에 올라탄 것이고 질병의 발현이 머지않았다는 사실을 알아차려야 한다.

지금 건강하게 땀을 흘리고 있는가? 나의 땀이 나의 건강을 제대로 증명하고 있는가? 땀을 충분히 건강하게 흘릴 내 몸의 메커니즘, 신체 항상성이 빛을 발하고 있는가? 지금 질문해 보기 바란다. 땀이 건강을 증명하기 때문이다.

05

땀 한 방울을 맺기 위해 온몸이 움직인다

인체는 거대한 순환계 위에 세워져 있다. 음식에서 얻은 영양분, 폐에서 받아들인 산소, 세포에서 발생한 노폐물, 면역 체계가 생산하는 방어 물질 등 이 모두가 끊임없는 이동을 통해 생명을 유지한다. 이 순환의 주체는 혈액이다. 혈액은 단순히 '산소를 나르는 적혈구가 포함된 물질'이 아니라 면역, 해독, 체온 조절, 호르몬, 산성과 염기성의 균형까지 다중적 임무를 수행하는 해결사다.

혈액의 흐름은 곧 생명의 흐름이다. 이 흐름이 정체되거나 막히는 순간 인체는 병을 맞이한다. 반대로 이 흐름이 원활해질 때 생명은 활력을 되찾는다. 땀은 혈액 순환에서 대단히 중요한 역할을 한다. 땀은 피부에 맺히는 단순한 수분이 아니라 그 이면에서 벌어지는 혈액 순환의 거대한 흐름을 드러내는 신호라고 할 수 있다.

혈액 순환 없이 땀이 만들어질 수는 없다. 땀은 혈액을 통해 만들어진다. 땀이 흐르기 위해서는 단순히 땀샘이 열리는 것으로는 부족하며, 몇 가지 문제가 선결돼야 한다. 우선 운동이나 열 자극을 받아서 체온이 오르고, 시상하부가 이를 감지해야 한다. 이때 자율신경계는 피부의 모세혈관을 넓혀 혈액을 말초신경계로 보낸다. 그와 동시에 심장이 더 빠르고 강하게 박동하며 피부와 근육으로 혈액을 밀어낸다. 이런 일련의 과정을 거쳐서 땀이 만들어지고, 땀샘을 통해 흐르게 된다.

땀 한 방울이 맺히기 전에 이미 몸에서는 심장, 혈관, 근육, 림프, 땀샘이 연쇄적으로 작동하며 땀을 생산한다. 이는 땀이 단순한 배출이 아니라 몸 전체 순환의 최종 결과물임을 보여 준다. 실제로 운동생리학 연구에 따르면 땀이 나기까지 평균 7~10분 동안 체온 조절과 혈류 재분배 과정이 선행된다.

혈액 순환의 최종 결과, 땀

중년 이후 가장 흔한 건강 문제는 아마도 혈액 순환 장애일 것이다. 혈압이 불안정해지고, 손발이 차갑거나 저리며, 기억력이 저하되는 현상은 대부분 미세 순환과 깊은 관련이 있다. 즉 미세 순환의 기능이 떨어져 각종 혈액 순환 장애가 생긴다.

모세혈관은 직경이 머리카락 굵기의 20분의 1에 불과할 만큼 가늘지만, 전신 세포와 영양·산소 교환을 담당하는 생명의 교차로다. 땀이 나기 위해서는 이 작은 혈관들이 팽창과 수축을 반복해야 하며, 이는 곧 혈관의 탄력을 유지하는 운동과 같다. 자주 땀을 흘리는 습관은 곧 혈관의 스트레칭 훈련이라고도 할 수 있다. 다시 말해 땀을 잘 흘리는 사람은 말초 혈류가 원활하고, 손발이 따뜻하고, 혈액 순환이 잘 이뤄진다. 반대로 땀을 잘 흘리지 못하는 사람은 혈류가 정체되고, 말초 혈관의 기능 부전으로 몸 여기저기에 냉증이 나타난다. 그래서 두통이나 어지럼증과 같은 치명적인 위험이 증가한다.

일본 교토대학교의 연구에 따르면, 규칙적 발한 활동이 모세혈관의 밀도와 내피세포의 기능을 유지하는 데 큰 도움을 준다. 다시 말해, 땀은 혈관의 노화를 늦추고 전신 산소 공급을 촉진하는 가장 손쉬운 건강법이다.

걷는 사람은 늙지 않는다. 종아리 근육은 정맥혈을 심장 쪽으로 밀어 올리는 펌프 역할을 한다. 흔히 '제2의 심장'으로 불리는 이유가 여기에 있다. 운동 중 흘리는 땀은 종아리 근육의 펌프 작용과 직결된다. 근육이 수축할 때 정맥 밸브가 닫히고 이완할 때 열리기에 혈액이 역류하지 않고 위쪽으로만 흐른다. 이렇게 정맥 순환이 원활해지면 하지정맥류, 부종, 손발 저림 같은 각종 말초 순환 장애가 개선된다.

실제 국내 연구에서도 유산소 운동과 발한이 병행될 때 하지 혈류 개선 효과가 뚜렷했다. 땀을 흘리는 일은 제2의 심장을 단련하고 심장의 부담을 덜어 주는 최고의 자연 치유법인 셈이다.

또 앞서 지적했듯 땀을 통해 림프 순환도 활발해진다. 혈액에서 빠져나온 체액과 면역세포는 림프관을 따라 흘러간다. 하지만 림프에는 심장이 없기 때문에 스스로 움직일 수는 없다. 오직 근육 수축과 수분 이동으로만 순환할 수 있다. 따라서 땀을 낼 정도로 몸을 움직여야 림프의 정체가 풀리며, 비로소 면역세포가 전신을 돌 수 있다. 이때 NK세포(자연살해세포)와 T세포 같은 면역세포가 활발히 움직이며 바이러스와 세균을 제거한다.

혈액은 수분과 혈구, 단백질, 전해질로 구성된 복합 용액이며 그 점도가 건강에 큰 영향을 미친다. 탈수 상태에서 혈액은 끈적해져 혈전이 생기기 쉽고 협심증과 뇌졸중 위험이 커진다. 땀은 수분 이동을 촉진해 혈액의 점도를 낮춘다. 물론 손실된 수분을 보충해야 하지만, 운동으로 흘린 땀은 이후 섭취한 수분과 함께 혈액을 '미세한 에너지 파동'처럼 가볍게 흐르게 한다. 이는 곧 혈류 속도를 높이고 미세 순환 장애를 개선하는 효과로 이어진다.

우리 몸에서 흐름이 정체되면 곧장 질병이 되고, 움직여서 만든 땀은 생명을 수호한다. 그러니 1일 1땀이라는 생활 습관이야말로 자신에게 주는 단순하면서도 가장 값진 선물이다.

06

막힌 림프를
뚫고 싶을 때

땀이 밖으로 배출되는 건강의 흐름이라면, 림프는 몸속에서 이뤄지는 중요한 건강 흐름 가운데 하나다. 림프계는 우리가 미처 인지하지 못하지만, 우리 몸을 지키는 중요한 흐름을 형성하고 있다. 림프는 면역과 해독, 균형의 항상성을 묵묵하게 지키는 내 몸의 수호자 가운데 하나다.

림프는 혈액처럼 빨갛게 보이지는 않는다. 투명하거나 연녹색을 띠는 이 체액은 혈액에서 빠져나온 성분이 모여 만들어진다. 미세혈관에서 흘러나온 영양분과 수분 그리고 세포의 노폐물들이 한데 모여 림프관을 따라 이동한다. 이 과정은 마치 산속의 작은 샘물이 모여 실개천을 이루고, 실개천이 모이면서 강으로 흘러드는 풍경과도 같다. 세포 하나하나가 배출한 찌꺼기는 림프라는 강을 타고 이동하며, 중간중간 자리한 림프샘이라는 정화 장소에서 걸러지고 분석된다. 그곳에서 면역세포들은 새로 들어온 이물질을 조사하고 필요한 대응을 준비한다. 보이지 않는 강이자 방어망, 그것이 림프 순환의 본질이다.

림프계는 단순한 배수로가 아니다. 그 안에는 면역세포의 군대가 상주하고 있다. 세균이나 바이러스, 암세포 같은 위험 요소가 림프샘을 통과하면 곧바로 방어 작전이 개시된다. 이처럼 림프는 면역의 고속도로이며, 세포가 살아남기 위해 반드시 거쳐야 하는 검문소와 같다.

또한 림프는 우리 몸의 수분 균형을 맞추는 역할도 한다. 혈액에서 빠져나온 체액이 다시 혈관으로 돌아가지 못하면, 조직은 붓고 무거워진다. 림프는 이 남은 체액을 회수해 순환을 완성한다. 만약 이 시스템이 고장 나면 우리는 쉽게 부종에 시달리고, 면역 방어선도 느슨해진다.

몸을 흐르게 하라

혈액은 심장의 펌프로 끊임없이 움직인다. 그러나 림프에는 그런 중심 펌프가 따로 존재하지 않는다. 그 대신 림프는 근육의 수축과 이완, 호흡의 리듬 그리고 몸의 작은 움직임으로 흐름을 유지할 수 있다. 따라서 오래 앉아 있거나 몸을 움직이지 않으면 림프는 느려지고 정체된다. 반대로 가볍게 걷고, 스트레칭을 하고, 깊은 호흡을 할 때 림프의 흐름은 힘을 얻는다. 이는 곧 움직임이 곧 해독임을 뜻한다. 땀을 흘리는 운동이나 사우나, 요가와 같은 생활 습관은 림프의 물길을 터 주고 면역의 강이 원활히 흐르게 한다.

흥미로운 사실은 림프의 정체가 단지 몸의 문제로 끝나지 않는다는 것이다. 몸이 무겁고 순환이 막히면 마음 또한 쉽게 우울해지고 불안해진다. 또 스트레스에서 벗어나지 못한다. 반대로 림프가 원활히 흐르면 몸이 가벼워지고 정신도 맑아지고 생기와 기쁨이 샘솟는다. 동양 의학에서 오래전부터 강조한 기혈의 순환이 곧 마음의 순환이라고 하는 이야기와도 상통한다. 림프는 현대 의학이 새롭게 조명하는 숨겨진 기(氣)의 통로라고 할 수 있다.

림프 순환을 돕는 일은 그리 어려운 것이 아니다. 매일 일정한 걷기, 충분한 수분 섭취, 몸을 압박하지 않는 옷차림, 깊은 호흡 그리고 주기적인 땀 흘리기면 충분하다. 이 단순한 습관이 림프의 강을 넓고 깊게 한다. 나아가 마사지나 스트레칭, 반신욕도 좋은 보조 수단이다. 중요한 것은 몸을 굳히지 않고 흐르게 하는 것이다.

림프는 말없이 흐른다. 그러나 그 흐름은 우리가 살아가는 데 없어서는 안 될 조건이다. 림프가 멈추면, 면역력이 약해지고 해독이 중단되며 몸과 마음이 탁해진다. 반대로 림프가 원활히 흐르면, 우리는 매일 조금씩 가벼워지고 다시 살아갈 힘을 얻는다. 보이지 않는 강, 림프. 그것은 몸속에서 끊임없이 새로 태어나는 생명의 리듬이며, 우리가 자신을 돌보는 가장 조용하고도 확실한 방법이다. 땀이 대단히 중요한 이유 가운데 하나가 바로 림프 순환의 활성화와 맞닿아 있기 때문이다. 땀이 흐를 때 림프도 흐른다. 땀으로 온몸에 활력이 샘솟을 때, 림프의 활력도 최고조에 이를 수 있다.

이렇게 땀의 작용은 단순히 체표의 온도를 낮추는 데 그치지 않는다. 땀이 흐르는 순간, 몸속 깊은 곳의 림프 순환도 활성화된다. 림프는 면역세포의 고속도로이자 체내 폐기물의 수송망이다. 운동, 스트레칭, 온열 자극 등을 통해 땀이 나면 림프샘의 배수 기능이 활발해지고 세포 독소, 죽은 세포 파편, 염증 단백질이 걸러져 배출된다. 이 과정은 몸속에 쌓인 쓰레기를 주기적으로 치우는 대청소와도 같다. 결과적으로 면역 체계가 새롭게 재정비되고, 신경이 안정되며, 피부 속 독소가 외부로 밀려 나간다. 땀을 통한 림프 자극은 단순히 디톡스를 넘어 자율신경계와 면역계를 동시에 조율하는 치유의 루틴이다.

우리는 종종 땀을 불편하고 번거로운 것으로 여긴다. 그러나 땀은 우리 몸이 자신을 방어하고 정화하는 가장 정직한 기록이다. 규칙적인 운동, 사우나, 반신욕, 적절한 햇볕 노출 등은 모두 '좋은 땀'을 흘릴 수 있는 생활 습관이다. 이런 습관은 혈액 순환을 개선하고, 피부를 깨끗하게 하며, 정신적 스트레스까지 완화한다.

특히 하루에 한 번은 반드시 몸에 열을 내 땀을 흘리는 습관은 몸이 스스로 정화되는 루틴을 기억하게 한다. 혈액과 림프가 순환하고, 피부가 숨을 쉬며, 세포가 새로 태어나는 작은 기적이 바로 그 순간 시작된다. 건강한 땀은 내 몸이 해독하고 있음을 보여 주는 생리학적 기록이다. 매일 한 번씩 땀샘의 문을 열어 주자. 그것은 가장 정직하고 안전한 디톡스이며, 우리 몸에 내장된 최고의 클리닉이다. 땀을 두려워하지 않고 받아들일 때, 우리는 비로소 스스로 정화되는 생명의 리듬을 회복할 수 있다.

면역력을
빠르게 올리고 싶을 때

면역력은 눈에 보이지 않는 군대다. 바이러스, 세균, 이물질, 암세포와 같은 적이 나타나면 그 즉시 출동해 우리 몸을 지켜 낸다. 실제 세계의 군대에서 군인들이 가만히 앉아 있기만 해서는 강해지지 못하고 꾸준히 훈련해 힘을 키우듯이, 우리 몸속의 군대도 마찬가지다. 늘 면역력을 높이는 훈련을 해야만 강해질 수 있다. 운동과 수면, 충분한 휴식, 고른 영양은 면역력 강화에도 빠질 수 없는 금과옥조다. 특히 운동은 면역력을 빠르고 확실하게 강화하는 최선의 방책이다. 그리고 땀은 운동의 결과로 만들어지는 소중한 결과물이자 증거다. 흐르지 않는 물이 썩듯, 움직이지 않는 몸의 면역력 역시 갈수록 저하될 수밖에 없다. 면역은 흐름이다. 바로 땀의 흐름이다. 땀을 흘려야만 면역력은 살아날 수 있다.

면역의 활성과 흐름을 가장 눈에 보이는 형태로 드러내는 것이 바로 땀이다. 땀은 단순한 체온 조절 장치가 아니다. 땀은 혈액과 림프가 온몸을 돌고, 에너지 대사가 활발히 이뤄지고, 자율신경과 호르몬이 균형을 잡고 있다는 핵심 증거다. 다시 말해, 땀은 면역 기능이 잘 작동하고 있다는 가장 직관적이고 명확한 신호다.

운동을 마친 뒤 피부에 맺히는 작은 땀방울을 떠올려 보자. 심장은 빠르게 뛰고 호흡은 가빠졌지만, 머리는 오히려 맑고 기분은 상쾌하다. 땀과 함께 몸 안에서 일어난 복합적 변화가 면역 시스템을 깨우기 때문이다. 그래서 이 땀을 '항염증 땀' 또는 '면역 자극 땀'이라고 부를 수 있다.

면역을 깨우는 땀의 세 가지 작동 원리

그 비밀은 다음과 같은 세 가지 중요한 생리 반응에 숨겨져 있다.

첫째, 체온 상승 → 열 쇼크 단백질 생성 → 세포 보호

운동이나 온열 자극으로 체온이 오르면 체내에서 '열 쇼크 단백질 (heat shock protein, HSP)'이 만들어진다. 이 단백질은 손상된 단백질을 복구하고 세포를 스트레스에 강하게 한다. 동시에 NK세포와 대식세

포의 활동이 활발해져 바이러스 감염 세포나 암세포를 신속하게 제거한다.

둘째, 근육 수축 → 마이오카인 분비 → 면역 신호 강화

근육은 단순히 움직임을 만드는 기관이 아니라 면역을 지휘하는 '내분비 기관'이기도 하다. 근육이 수축할 때 분비되는 마이오카인은 염증성 물질을 억제하고 항염 물질의 분비를 늘린다. 이 신호가 전신으로 퍼지면 면역세포들이 서로의 위치와 역할을 확인하고 군대처럼 조직적으로 움직일 수 있다.

셋째, 땀 배출 → 독성 물질 제거 → 면역 부담 경감

땀에는 소량의 중금속(수은, 납, 카드뮴)과 요소·젖산 같은 노폐물이 섞여 있다. 이는 우리 몸이 자연스러운 대사 과정에서 자신을 보호하기 위해 만들어 내는 물질이다. 그리고 이 노폐물을 밖으로 내보내는 수단이 바로 땀이다. 이 물질들은 체내에 쌓이면 백혈구의 활동을 방해하지만, 땀을 통해 배출되면 면역 시스템이 가벼워진다. 몸이 불필요한 짐을 내려놓는 셈이다.

땀은 흘러나온 뒤에도 중요한 역할을 한다. 땀에 포함된 항균 펩타이드 더미시딘은 피부 표면에서 세균의 번식을 막아 작은 면역 장벽

을 만든다. 작은 상처가 쉽게 곪지 않는 것도 이 덕분이다. 땀은 외부로 향한 면역의 최전선인 셈이다. 게다가 땀을 흘리는 과정은 교감신경과 부교감신경의 리듬을 회복시킨다. 교감신경이 활성화되면 몸은 방어 태세에 돌입하고, 부교감신경이 우세해지면 염증이 가라앉고 조직이 회복된다. 땀을 흘리는 경험은 이 리듬을 하루에 한 번씩 재정렬함으로써 면역의 시계를 맞추는 의식과도 같다.

하지만 주의할 점이 있다. 모든 땀이 면역에 도움이 되는 것은 아니다. 고열이 동반되는 병적 발한, 탈수로 이어지는 지나친 땀, 불안과 스트레스가 몰고 오는 식은땀은 오히려 면역력을 소모시킬 수 있다. 면역력을 높이는 땀은 의도적이고 건강한 자극을 통해서 만들어진다. 조깅·수영·자전거 같은 중강도 운동, 사우나·반신욕 등 온열 요법, 근육을 쓰는 요가와 필라테스, 깊고 규칙적인 호흡과 명상 같은 의도적이면서도 건강한 실천이 흐르는 땀과 함께 면역력을 높인다. 이런 땀은 백혈구를 활성화하고, 스트레스 호르몬인 코르티솔을 낮추며, 바이러스·세균·염증성 질환에 대한 저항력을 키워 준다.

현대인은 면역력 강화를 위해 각종 보충제와 약에 손을 뻗는다. 그러나 몸이 요구하는 것은 단순하다. 바로 '흐름'이다. 하루 한 번 땀을 흘리는 습관은 면역 시스템을 매일 깨우는 알람과 같다. 내 몸의 방어막을 새로 코팅하는 일인 동시에 몸과 마음을 리셋해 주는 면역 버튼이다.

08

부정적 감정을
안정시키고 싶을 때

관용적 표현 가운데 '손에 땀을 쥐다'라는 말이 있다. 긴장하거나 초조할 때, 무척 애를 태울 때 손에서 땀이 나는 생리적 현상을 염두에 두고 만들어진 말이다. 이처럼 땀은 우리 감정과도 밀접한 관련이 있다. 땀은 감정의 거울이다. 불안과 긴장이 몸에 새기는 흔적이자, 스트레스를 씻어 내는 배출구 역할을 한다. 말은 거짓을 꾸밀 수 있지만, 땀은 언제나 정직하게 우리의 감정을 드러낸다.

사실 땀은 말보다 먼저 반응한다. 감정은 우리가 언어로 표현하기 전 이미 신체에서 시작된다. 손바닥에 차갑게 맺히는 땀, 발표 직전 등줄기를 타고 흐르는 식은땀, 낯선 상황에서 이마에 솟는 땀방울은 모두 자율신경계가 감정을 해석하기 전에 내보내는 신호다. 언어와 표정이 사회적이고 후행적인 표현이라면, 땀은 본능적이고 선행적인 생리 언어라고 할 수 있다.

땀으로 읽는 감정의 생리학

인체에는 크게 두 가지 땀샘이 존재한다.

- 에크린샘: 전신에 분포하며 체온 조절을 담당한다.
- 아포크린샘: 겨드랑이, 사타구니, 두피 등 특정 부위에 집중되며 정서적 자극에 민감하다.

이 중 아포크린샘은 교감신경이 활성화되면 감정적 자극에 따라 즉각적으로 반응한다. 이런 감정 땀은 체온 조절을 넘어 뇌와 신체가 정서를 인식하고 표현하는 과정의 일부로 기능한다. 땀은 개인 내부의 반응일 뿐 아니라 타인에게 은밀한 메시지를 전달하는 역할도 한다. 독일 드레스덴 공대의 연구는 공포 상황에서 흘린 땀 냄새가 타인에게 전달될 때, 무의식적 경계 반응을 유발한다는 사실을 보여 줬다. 이는 땀 속 휘발성 화합물이 감정 전염(emotional contagion)의 매개체가 될 수 있음을 시사한다. 인류학적 관점에서 보자면, 땀은 원시 사회에서 집단의 위기 신호를 빠르게 공유하는 화학적 언어였을 가능성이 있다.

감정을 억누르고 표현하지 못하면, 교감신경계의 과도한 활성으로 발한 패턴이 왜곡된다. 그 결과 식은땀, 야간 발한, 다한증 등이 나타난다. 이는 신체가 억압된 정서를 방출하지 못한 채 교란된 상태에 있음을 보여 준다. 따라서 발한은 정서적 억압이 생리적 불균형으로 번역되는 중요한 지표다.

반대로 건강한 감정 표현과 규칙적인 운동, 명상, 사우나 같은 습관은 발한을 통해 자율신경계의 균형을 회복한다. 운동 후 땀 분비는 엔도르핀과 세로토닌 분비를 촉진하며, 정서적 안정과 밀접히 연결된다. 이처럼 땀은 단순히 노폐물을 배출하는 기제가 아니라 감정적 긴장을 완화하고 심리적 회복을 돕는 순환적 정화 루트다.

1일 1땀은 감정 위생(emotional hygiene)의 실천이라고 할 수 있다. 감정 위생은 불필요한 감정을 의식적으로 배출하는 것을 가리킨다. 모든 감정이 중요하지만, 때로는 불필요한 생각으로 촉발되는 불필요한 감정도 존재하는 법이다. 자기 안에 촉발되는 감정을 인지하고 알아차리는 것은 중요한 의식 활동이지만, 부당한 사고나 인지 편향으로 자극되는 부정적 감정이 지나치면 정신 건강을 해친다. 따라서 적절한 수준에서 감정 위생을 실천하는 것은 정신 건강과 심신의 균형을 이루는 데 무척 중요하다. 어려운 상황을 극복하거나 삶을 추동하는 데 필요한 감정은 더욱 북돋고, 불필요하거나 과도한 부정적 감정은 밖으로 내보내야 한다.

말로 표현하지 못한 정서는 몸에 퇴적되지만, 땀은 이를 안전하게 배출한다. 울컥하는 순간, 긴장되는 상황, 설명하기 어려운 불안을 땀으로 흘려보내면 몸은 자율신경계의 리듬을 되찾고 본래의 균형으로 회복될 수 있다.

땀은 단순한 체온 조절 메커니즘이 아니다. 감정을 드러내는 생리학적 언어이자 억눌린 정서를 정화하는 배출구다. 신경생리학, 심리학, 사회생물학을 잇는 교차점에서 땀은 여전히 중요한 연구 대상이다. 동시에 일상 차원에서는 땀을 통한 감정 순환이 정신 건강을 지키는 가장 자연스럽고 정직한 방법이다.

09

이런 땀은
그냥 넘기지 마라

몸은 늘 말없이 우리에게 신호를 보낸다. 우리는 미처 알아차리지 못하지만, 신체는 끊임없이 자신의 문제를 여러 가지 방식으로 알린다. 특히 땀은 질병의 시작을 가장 조용하고도 확실하게 알려 주는 중요한 신호 가운데 하나다.

땀은 자율신경계, 내분비계, 면역계의 섬세한 균형이 깨질 때 이를 가장 먼저 드러나는 신호수 역할을 한다. 따라서 땀을 관찰하는 것은 혈압을 재거나 혈당을 측정하는 것만큼 중요한 건강 관찰이다. 땀의 변화를 통해 질병의 초기 징후를 알아챌 수도 있기 때문이다. 그런 까닭에 미국 국립보건원(NIH)은 "땀은 가장 저렴하면서도 가장 민감한 건강 지표 중 하나"라고 정의했다.

의학계에서는 특히 야간 발한을 중요하게 본다. 잠자는 동안 베개가 흠뻑 젖을 정도로 땀이 흐른다면 단순히 더위를 많이 타는 것이 아니다. 이 현상은 몸속 면역 체계가 흔들리거나 호르몬 변화가 일어나고 있다는 신호일 수 있다.

세계보건기구(WHO)는 "지속적인 야간 발한은 결핵, 림프종, 만성 감염성 질환에서 30~50퍼센트의 빈도로 나타난다"라고 보고했다. 갑상샘 기능 항진증 환자의 약 60퍼센트에서도 이런 식은땀이 나타난다. 또한 자율신경계 이상이 있을 때 땀은 더 자주, 더 불규칙하게 흐른다. 감정 기복이 심하거나 불안 장애가 있는 사람도 이유 없이 손이나 이마에 땀이 자주 맺히는데, 이는 교감신경이 지속적으로 항진된 결과다.

땀의 전조 신호

다음과 같은 땀 패턴은 반드시 주의 깊게 살펴야 한다.

- 한밤중에 흠뻑 젖는 식은땀: 만성 염증성 질환, 폐결핵, 림프종, 자가면역 질환의 초기 신호일 수 있다.
- 이유 없이 손바닥이 축축해지는 땀: 불안 장애, 공황 장애, 교감신경 항진 상태, 내분비 이상 가능성.

- 가만히 있어도 등과 가슴이 젖는 땀: 심부전, 자율신경실조, 초기 당뇨병에서 관찰됨.
- 끈적하고 잘 마르지 않으며 냄새가 강한 땀: 간 기능 저하, 요독증, 대사 질환에서 발생 가능.
- 식사 직후 얼굴에 집중적으로 나는 땀: 당 대사 이상, 위절제술 후 증후군, 위장관 반사 과민 상태에서 나타남.

이런 증상은 의학적으로 '레드 플래그(red flag)'에 해당한다. 특히 땀이 평소와 달리 끈적해지거나 색 또는 냄새가 달라졌다면 간·신장 기능 저하를 의심해야 한다.

나이가 들면서 땀이 지나칠 정도로 많이 흐른다고 호소하는 중년 여성들이 있다. 땀은 '시상하부-뇌하수체-부신(HPA)'으로 이어지는 호르몬-자율신경 축으로 조절된다. 이 축은 마치 오케스트라의 지휘자처럼 땀샘의 분비를 세밀하게 통제한다. 이 축이 무너지면 나타나는 증상 가운데 하나가 바로 폐경기 여성의 발한이다. 연구에 따르면 폐경 여성의 70~80퍼센트가 안면홍조와 발한 증상을 경험한다. 단순히 나이가 들어서 생기는 현상이 아니라 에스트로겐 변화가 시상하부-뇌하수체-부신 축을 흔들면서 나타나는 복합 증상 가운데 하나다. 또 만성 스트레스, 수면 부족, 과로 역시 이 축을 교란할 수 있다. 그래서 장기간 피곤이 누적되면 이유 없이 땀이 나고, 체온 조절이 잘 되지 않으며, 면역력이 떨어지는 것이다.

흔히 '땀이 많으면 문제'라고 생각하지만, 반대로 땀이 거의 나지 않을 때도 치명적 위험이 따른다. 고온 환경에서 발한이 제한되면 심부체온(core temperature, 신체 내부 기관의 온도)이 1시간에 0.5~1.0℃씩 상승하는데, 이 상태에서 계속 활동하면 열사병에 빠질 수 있으며 심하면 생명이 위험해질 수 있다. 특히 고령층이나 항콜린성 약물을 복용하는 환자 또는 신경계 손상이 있는 사람은 땀이 잘 나지 않는 경우가 많아서 땀 부족으로 인한 열사병이 생기기 쉽다.

실제로 60대 이상은 땀샘 밀도가 20대보다 약 30퍼센트 적고, 발한량도 절반 이하로 떨어진다. 이 때문에 노인은 더위에 훨씬 취약하다. 여름철 폭염 가운데 고령자가 쉽게 탈수 증상이나 열사병에 빠지는 이유가 여기에 있다.

오늘의 땀을 관찰하자

건강한 땀은 항상성의 결과물이다. 땀은 단순한 수분 배출이 아니라 체온·수분·전해질 균형, 자율신경·내분비 조절이 함께 연주하는 내 몸 교향악이다. 따라서 땀이 예전과 달라졌다고 느낀다면 몸이 외치는 작은 비명일 수 있다는 사실을 명심해야 한다. 예컨대 요즘은 조금만 걸어도 땀이 난다거나 예전보다 땀이 많이 줄었다고 느껴진다면, 내 몸에 심대한 변화가 생겼다는 의미다.

땀의 양, 냄새, 발생 시간대를 간단히 기록하거나 관찰한다면 금상 첨화일 것이다. 실제로 '땀 일지'를 써 두면 의료진이 원인을 파악하는 데 큰 도움이 된다(8장 참조). 여기에 혈액 검사, 호르몬 검사, 심장 및 폐 기능 검사를 더하면 효과적인 조기 진단이 이뤄질 수 있다.

땀은 불편한 부산물이 아니라 건강 관리의 중요한 지표다. 앞으로 는 땀을 통해 내 몸의 건강 상태를 체크해 보자.

- 매일 10분 이상 가벼운 발한 운동: 땀의 질을 좋게 유지한다.
- 적절한 수분 섭취와 전해질 보충: 땀으로 잃은 나트륨, 칼륨을 보완한다.
- 땀의 냄새·점도 체크: 내 몸의 사소한 변화가 큰 질환을 예고할 수 있다.
- 노년층의 경우 여름철 발한 능력 점검: 폭염에 대비하는 건강 예방책이다.

최근에는 스마트워치, 피부 센서 등을 이용해 땀의 산도, 전해질 농도, 수분량을 측정하는 연구가 활발하다. 땀은 앞으로 몇 년 안에 혈액 검사 못지않게 중요한 '비침습적 바이오마커'로 첨단 제품에 반영될 전망이다.

몸은 늘 말없이 말한다. 그중에서도 땀은 질병의 시작을 가장 조용하지만 확실하게 알리는 신호 중 하나다. 우리는 보통 땀을 더위나 운동 또는 긴장 상태에서 나오는 단순한 생리 반응으로 여긴다. 그러나 의학적으로 땀은 체온 조절이라는 1차 기능을 넘어 자율신경계, 내분비계, 면역계의 변화가 가장 먼저 드러나는 '전방위 건강 경보기'다. 실제로 여러 연구에서 땀 분비 패턴의 변화가 호르몬 불균형, 대사 이상, 만성 감염 질환의 초기 징후라고 보고하기도 했다.

지금 흘리는 땀이 당연하지 않다는 것을 인식할 때, 우리는 질병을 예방하는 지혜를 얻을 수 있다. 땀의 색, 냄새, 양, 시기를 세심하게 관찰하는 습관은 혈압이나 혈당을 재는 것만큼이나 소중하다. 오늘의 땀은 당신의 건강에 어떤 이야기를 들려주는가? 땀은 사소한 흔적 같지만, 때로는 생명을 구하는 경고음이 될 수 있다.

3장
·
땀이 돌아야
몸이 깨어난다

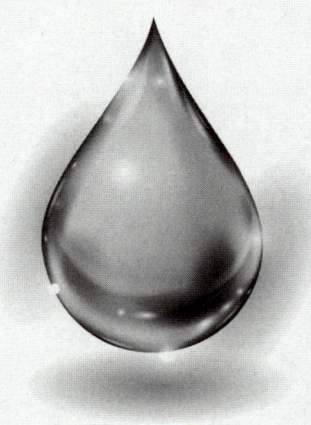

01

나는
땀이 안 나는 체질이야

더운 여름날 야외 활동이나 운동을 하고 나면 땀으로 흠뻑 젖고, 찜질방에 들어가 조금만 있어도 땀이 줄줄 흐르는 것이 보통이다. 하지만 어떤 사람들은 정반대의 경험을 한다. 한여름에도, 운동을 해도, 심지어 뜨거운 사우나실에 앉아 있어도 땀 한 방울 나지 않는 것이다. 얼굴은 벌겋게 달아오르고 숨은 가쁜데, 피부는 건조하다. 이럴 때 사람들은 '나는 원래 땀이 잘 안 나는 체질인가 보다'라고 생각하며 대수롭지 않게 넘기곤 한다.

그러나 의학적 관점에서 보면, 땀이 흐르지 않는 것은 단순한 체질 문제가 아니다. 자율신경계의 경고 신호일 수 있는데, 그러면 몸이 더 이상 정상적으로 스스로 조절하지 못하는 상태에 이르렀다고 볼 수도 있다. 땀은 단순한 수분의 분출이 아니라 자율신경계의 건강과 기능 상태를 알려 주는 지표이기도 하다.

땀샘은 우리의 의지로 조절할 수 없다. 손을 들어 올리고 내리는 것처럼 마음대로 작동시킬 수 있는 기관이 아니라 자율신경계의 지휘를 받는 장기다. 특히 교감신경이 활성화될 때 열리고, 그 순간 땀이 흐른다. 그래서 땀은 '내가 살아 있다'는 몸의 언어이자 자율신경이 제대로 깨어 있다는 가장 직접적인 증거다.

자율신경은 흔히 '보이지 않는 뇌'라고 불린다. 심장이 박동하는 속도, 호흡의 리듬, 소화 상태, 혈압과 혈당의 높낮이, 체온의 균형 등이 모두 자율신경의 통제 아래 있다. 이 시스템은 교감신경과 부교감신경이라는 두 축이 시소처럼 균형을 이루며 건강을 유지한다. 하지만 이 균형이 깨지면 작은 변화에도 몸이 적절히 반응하지 못한다. 땀이 나야 할 상황에서 땀샘이 열리지 않는다는 것은 그 균형이 무너졌다는 첫 번째 신호다.

땀이 나지 않는다면, 몇 가지 원인을 꼼꼼하게 살펴야 한다.

땀이 나지 않는 세 가지 이유

첫째는 교감신경의 문제다.

교감신경은 위급한 상황에서 몸을 긴장시켜 신속히 반응하게 한다. 그런데 이 기능이 떨어지면, 땀샘은 어떤 자극을 받아도 열리지 않는다. 아무리 더워도, 운동을 많이 해도 신체는 땀을 내보내지 못한다. 이런 사람은 흔히 피로를 잘 느끼고, 저혈압이나 무기력감을 동반하며, 체온이 쉽게 떨어지기도 한다.

둘째는 신경 자체의 문제로, 신경이 제때 반응하지 못하는 것일 수도 있다.

노화, 만성 스트레스, 수면 부족, 염증 등이 그 원인이다. 마치 신호가 느리게 전달되는 낡은 전선처럼, 몸의 명령이 늦게 도착하거나 아예 끊겨 버리는 것이다. 이런 상태이면 땀이 제때 나지 않거나 한참이 지난 뒤에야 조금씩 흐른다.

셋째는 땀샘의 문제다.

신호가 도착했음에도 땀샘이 반응하지 못하는 경우도 있다. 당뇨병, 갑상샘 질환, 신경 염증 등으로 말초신경이 손상되면 땀샘은 기능을 상실한다. 이럴 때는 피부가 유난히 건조하고, 체온이 쉽게 올라간다. 겉으로는 멀쩡해 보이지만 내부의 회로가 끊겨 있는 것이다.

땀이 잘 나지 않는다는 사람들을 들여다보면 공통적인 특징이 있다. 손발이 차고 늘 피곤해하며, 더위와 추위 모두에 민감하다. 밤에는 깊이 잠들지 못하고 자주 깨며 이불을 걷어차기도 한다. 작은 자극에도 쉽게 놀라고 가슴이 두근거리는 증상을 겪는다. 피부가 쉽게 건조해지고 상처 회복이 느리며, 소화가 잘 되지 않아 늘 더부룩함을 느낀다. 운동을 꾸준히 해도 살이 잘 빠지지 않는다.

이 모든 것이 단지 생활 습관이나 체질 문제가 아니라 자율신경과 땀샘 회로가 저활성 상태에 있다는 신호다. 몸이 경고음을 울리는데도 사람들은 땀이 나지 않는 불편함을 체질로만 치부하며 그 신호를 놓치곤 한다.

다행히 자율신경계는 손상됐더라도 다시 회복할 수 있다. 매일 일정한 자극을 주고 훈련을 반복하면 된다. 그 방법 중 가장 간단하면서도 효과적인 것이 바로 땀을 내는 것이다. 하루에 한 번 의도적으로 땀을 흘리는 습관은 신경계에 강력한 메시지를 보낸다.

'체온이 올랐다. → 조절해야 한다. → 교감신경을 작동시켜라.'

이 메시지가 반복될 때, 신경은 다시 연결되고 민감도를 되찾는다. 다음과 같은 방법들을 꾸준히 실천하면 죽었던 자율신경계를 되살릴 수 있다.

• 가벼운 운동: 매일 20~30분만 몸을 움직여도 충분하다. 중요한

것은 강도가 아니라 꾸준함이다.

- 반신욕과 사우나: 무리하지 않는 선에서 체온을 올리고, 땀샘을 훈련한다.
- 깊은 호흡과 안정된 수면: 마음챙김 명상과 수면 훈련은 교감신경과 부교감신경의 균형을 되찾는 기본적인 지침이다.
- 자극 줄이기: 카페인과 알코올은 신경계를 혼란스럽게 하므로 줄이는 것이 좋다.

땀이 흐른다는 것은 자율신경이 제때 반응하고, 몸이 자신을 지켜내고 있다는 증거다. 반대로 땀이 멈췄다는 것은 자율신경이 고장 났다는 신호이며, 건강의 균형이 무너졌음을 알리는 경고음이다. 따라서 "나는 원래 땀이 잘 안 나는 체질이야"라고 말하지 말고 '내 몸의 신호가 끊겼다'는 사실을 받아들여야 한다. 그리고 하루 한 번 땀을 흘리며 그 회로를 되살리려는 노력이 필요하다. 작은 땀방울 하나가 몸과 마음 그리고 삶에 생기를 더하는 시작점이 될 수 있다.

몸속 시계가 멈췄다!
자율신경의 경고

땀이 멈췄다는 것은 몸속 시계가 멈췄다는 신호일 수 있다. 왜 그럴까?

운동을 해도 땀이 잘 나지 않거나 몸이 뜨거운데도 정작 땀은 나지 않고 머리가 띵한 경우가 많다면, 우리 몸속 자율신경계의 손상을 의심해 봐야 한다. 자율신경계가 무너지면 수면에도 문제가 생기고 자다가 땀이 흘러 잠에서 깨는 일이 잦아지기도 한다. 의학적으로 보면 이는 몸속 생체 리듬이 깨졌다는 명백한 증거일 수 있다.

우리 몸은 24시간이라는 주기를 따라 일정한 리듬을 유지하도록 설계돼 있다. 이 리듬은 단순히 잠든 상태와 깬 상태를 나누는 수준이 아니다. 심장 박동, 호르몬 분비, 체온 그리고 땀샘의 열림과 닫힘까지 모두가 정교한 하루 주기에 맞춰 돌아간다. 그 중심에 자율신경계가 있다. 자율신경계의 두 축, 즉 교감신경과 부교감신경은 서로 교대하며 몸의 균형을 조율한다. 교감신경은 활동과 긴장의 신호를 담당하고, 부교감신경은 휴식과 회복의 신호를 맡는다. 이 둘은 마치 교대근무를 하는 파수꾼처럼 시간에 따라 번갈아 나타나며 몸속 시스템을 켜고 끈다. 이 리듬이 흐트러지면 땀샘이 제 기능을 하지 못한다. 낮에는 작동해야 할 땀샘이 오히려 잠들어 버리고, 밤에 갑자기 깨어나 땀을 줄줄 흘리는 항상성 파괴가 일어난다.

땀샘은 독자적으로 움직이지 않는다. 에크린샘이라고 불리는 대부분의 땀샘은 교감신경의 지휘 아래 일사불란하게 작동한다. 더운 환경에 노출되거나 운동으로 체온이 상승하거나 긴장된 상황에 놓이면, 뇌 속 시상하부가 체온의 변화를 감지해 즉시 작동한다. 시상하부는 교감신경을 자극해 몸 여기저기에 분포하는 땀샘으로 명령을 보낸다. 그러면 땀샘은 수분과 전해질을 피부 표면으로 내보내 체온을 떨어뜨린다.

이 과정은 단순히 더위를 식히는 장치가 아니라 생명을 유지하기 위한 방열 시스템의 일부다. 체온이 정상 범위를 벗어나 과열되면 단 몇 분 만에도 장기 손상이 발생할 수 있고, 심하면 생명이 위태로워질 수 있기 때문이다. 땀이란 단순한 체질적 현상이 아니라 인간이 살기 위해 반드시 요구되는 생리학적 장치인 것이다.

정상적인 상태에서 자율신경은 낮과 밤의 주기에 따라 정밀한 교대 근무를 수행한다. 해가 떠오르는 아침부터 낮 동안은 교감신경이 우세해진다. 이때 몸은 활동에 필요한 에너지를 생산하고, 체온을 적절히 올리며, 필요할 때 땀을 흘려 열을 방출한다. 반대로 해가 지고 어둠이 내려앉으면 부교감신경이 전면에 등장한다. 이 시기에는 몸이 휴식과 회복 모드로 전환되고 체온이 서서히 내려가면서 땀이 억제된다. 그 덕에 우리는 깊고 안정적인 수면에 빠질 수 있다.

균형이 깨지면 벌어지는 일

하지만 이 정밀한 리듬이 깨지면 즉각적으로 문제가 발생한다. 낮에는 해야 할 활동에 힘이 나지 않고 땀도 잘 나지 않는다. 머리가 뜨겁고 몸도 무거운데 피부는 마른 채로 푸석하다. 반대로 밤에는 불필요한 땀이 터져 깊은 잠을 방해받고, 자주 깨어 피로가 쌓인다. 그러다 보면 몸의 하루 리듬이 뒤틀리는 총체적 난국에 빠지고 만다.

많은 사람이 땀이 나지 않는 이유를 '내 몸이 차서'라고 생각한다. 하지만 실제로는 그렇지 않다. 열이 없어서가 아니라 열을 조절하는 자율신경의 균형이 깨졌기 때문이다. 교감신경이 작동해야 할 순간에 반응하지 않거나, 부교감신경이 나서야 할 때 잠자코 있어서 이런 문제가 생기는 것이다.

예를 들어, 어떤 사람은 교감신경이 무반응 상태가 돼 열 자극을 받아도 땀샘이 켜지지 않는다. 체온은 오르는데 땀이 나지 않으니, 열이 몸속에 갇혀 머리가 띵해지고 쉽게 지친다. 또 다른 경우에는 밤이 되면 교감신경이 지나치게 항진돼 부교감신경이 눌려 버린다. 그러면 식은땀과 함께 심박수가 오르고, 숙면은 깨지고 만다. 어떤 이들은 운동을 마친 후에도 부교감신경으로 제때 전환되지 못해 긴장이 풀리지 않는다. 그래서 땀이 오래도록 나고 체온 조절에도 시간이 걸려 피로가 가중된다.

이 모든 문제의 컨트롤 타워가 우리 뇌의 시상하부다. 시상하부는 체온과 자율신경, 호르몬을 24시간 주기에 맞춰 조율하는 뇌의 중심 기관이다. 그러나 수면 부족, 만성적인 스트레스, 야간 전자기기 사용, 불규칙한 식습관 같은 요인들이 시상하부의 항상성을 파괴한다. 시상하부의 기능이 떨어지면 땀샘의 작동 리듬도 함께 무너진다.

우리가 무심코 지나치는 생활 습관들이 땀샘 리듬을 무너뜨리는 주범이다. 만성적인 스트레스가 대표적이다. 스트레스 상황이 지속되면 코르티솔이 과도하게 분비되고, 교감신경은 쉬지 못한 채 과도하게 흥분하거나 반대로 완전히 무뎌진다. 또 밤늦게까지 인공조명을 켜 두거나 스마트폰 불빛을 바라보면, 수면을 유도하는 멜라토닌 분비가 억제된다. 그 결과 부교감신경으로 전환되지 못한 채 교감신경이 계속 작동해 깊은 잠을 방해하고, 땀샘이 제때 기능하지 못해 몸의 이상 반응이 빈발한다.

식습관도 큰 원인이다. 불규칙한 식사나 카페인의 과다 섭취는 위장의 신호를 혼란스럽게 해 자율신경의 주기를 교란한다. 운동 역시 중요한 원인일 수 있다. 적절한 운동, 적정 운동, 생체 리듬을 파괴하지 않는 운동이라야 한다. 예컨대 늦은 밤 격한 운동을 하면 교감신경이 지나치게 활성화돼 수면 시점까지 흥분 상태가 이어질 수 있다. 여기에 갑상샘이나 성호르몬의 불균형이 더해지면 체온과 발한 조절 능력이 더 크게 흔들린다.

땀은 단지 더위를 식히는 역할만 하는 것이 아니다. 땀 흘리기는 자율신경계의 교대 시스템을 재훈련하는 가장 간단하면서도 효과적인 방법이다. 아침이나 오전에 햇볕을 쬐며 가벼운 유산소 운동을 하는 것만으로도, 교감신경이 깨어나고 체온 곡선이 정상화돼 하루 동안 건강한 생체 리듬을 유지할 수 있다. 낮에는 스트레칭과 복식호흡을 통해 교감신경과 부교감신경의 균형을 유지하는 것이 바람직하다. 저녁이 되면 장시간의 사우나나 고강도 운동을 피하고 몸을 서서히 안정시키는 것이 중요하다. 취침 전 마음챙김 명상이나 호흡법은 부교감신경을 전면에 세워 깊은 수면으로 이끌어 준다. 땀을 흘리는 시간 역시 훈련의 대상이다. 땀은 오전과 오후에 집중적으로 흘리고, 밤에는 체온을 안정시켜야 한다.

땀은 우리 몸의 시계가 올바르게 맞춰져 있는지 아닌지를 알려 주는 눈에 보이는 증거다. 땀이 흐르지 않는 몸은 잘못 맞춰진 시계처럼 제시간에 깨어 있지도, 쉬지도 못한다. 급기야 면역 체계와 호르몬 분비, 체온 유지까지 모두 흐트러져 건강이 날로 악화된다.

그러므로 1일 1땀은 간단하고 사소한 루틴이 아니다. 몸의 시계를 다시 조율하고 바로잡는 가장 직접적이고 강력한 처방이다. 교감신경과 부교감신경의 교대 리듬을 정상화해 몸을 원래의 시간으로 되돌리는 가장 손쉬운 훈련이 바로 땀 흘리기다.

식은땀, 마른 땀, 아예 나지 않는 땀

몸은 늘 말없이 말한다. 가장 원초적이고도 솔직한 것이 바로 땀이다. 땀은 진실을 숨길 수 없다. 원한다고 해서 멈추지도 않는다. 몸이 더울 때는 식히기 위해 흘러나오고, 긴장했을 때는 마음을 지키기 위해 샘솟는다. 그러나 어느 날 땀이 제자리를 잃고 엉뚱한 순간에 나타나거나 있어야 할 자리에 보이지 않을 때, 그 불균형은 단순한 불편이 아니라 내면 깊숙한 균형의 파괴를 의미할 수 있다.

등골을 스치는 한 줄기 서늘함 그리고 그와 동시에 피부를 적시는 식은땀. 그것은 체온 조절을 위한 생리 반응이 아니라 몸이 내뿜는 위기의 맨얼굴이다. 교감신경이 갑작스럽게 과흥분하며 땀샘을 자극할 때, 우리는 차가운 땀방울로 불안을 체감한다. 극심한 통증, 저혈당, 심근경색 또는 공황발작과 같은 순간에도 식은땀이 가장 먼저 찾아온다. 이 땀은 이렇게 말한다.

"나는 지금 위험하다. 너는 더 이상 평온한 일상에 있지 않다."

특히 새벽녘에 불쑥 찾아오는 식은땀은 부교감신경이 제 역할을 하지 못하거나 심장에 이상이 있거나 호르몬 또는 혈당의 균형이 무너졌음을 알려 준다. 식은땀은 불청객이지만 동시에 경고자이기도 하다. 몸이 발하는 이 신호를 무시하는 것은 인생의 가장 중요한 안전 장치 하나를 스스로 걷어 내는 일과 다르지 않다.

땀이 흐르는 듯한 불쾌감이 느껴지지만, 손으로 만져 보면 아무것도 맺히지 않는다. 이것이 마른 땀이다. 신경은 자극을 보냈지만, 이미 탈진한 땀샘은 대답할 힘이 없다. 오래 쌓인 스트레스와 과로와 수면 부족이 신경계를 지치게 하고, 지친 신경은 방전된 배터리처럼 반응하지 못한다. 겉으로는 아무 일 없는 듯 차분한 얼굴, 그러나 속에는 이미 불균형이 고여 있는 상태. 마른 땀은 그 은폐된 긴장의 그림자라고 할 수 있다. 몸이 더워도 식히지 못해 열은 안에 갇히고 만다.

그 사이 면역력은 꺼져 가고, 회복력은 사라진다. 마른 땀은 이렇게 속삭인다.

"나는 지쳤다. 이제 너의 일상을 조금 멈춰라."

더 깊은 침묵은 땀이 아예 몸에서 사라지는 것이다. 어떤 이들은 여름의 무더위 속에서도 얼굴만 붉게 달아오를 뿐 땀방울 하나 흘리지 못한다. 운동을 해도 금세 피부가 마르고, 사우나의 열기 가운데서도 남들보다 늦게 조금의 습기가 배어 나올 뿐이다.

사람들은 이를 '체질'이라고 쉽게 말하지만, 심각한 이유가 숨어 있다. 세포의 에너지 공장인 미토콘드리아가 힘을 잃고, 자율신경이 무반응에 빠진 상태다. 땀은 체온 조절의 도구인 동시에 생명 에너지가 흐르고 있다는 증표다. 그러나 열이 만들어지지 않고 신경이 깨어나지 못하면, 몸은 차갑고 무기력한 생명체로 변하고 만다. 손발은 차갑고, 피로는 깊어지며, 잠은 오지 않고, 마음마저 어두워진다. 땀이 멈춘다는 것은 곧 삶의 리듬이 멈춘다는 것이다.

식은땀은 위기의 비상벨이고, 마른 땀은 탈진의 그림자이며, 땀이 전혀 나지 않는 상태는 생명 에너지가 꺼져 간다는 표식이다. 땀은 불편한 부산물이 아니라 몸이 우리에게 전하는 가장 정직한 언어다. 그러므로 땀은 단순히 흘리면 좋고 안 흘려도 그만인 것이 아니다.

피로·저체온·무한증은 왜 함께 나타날까

만성 피로, 체온 저하, 잘 흘리지 않는 땀은 얼핏 서로 관계 없는 문제처럼 보인다. 하지만 이 세 가지가 동시에 나타나는 사람들을 살펴보면, 이 문제들이 하나의 축으로 연결돼 있음을 알 수 있다. 몸 깊은 곳에서 세포 에너지 대사가 흔들리고, 자율신경계가 리듬을 잃으며, 호르몬 조절이 미세하게 어긋날 때 이 세 가지 증상이 함께 드러나기 때문이다. 마치 세 개의 거대한 기둥이 조금씩 기울어지다가 급기야 건물 전체를 흔드는 것처럼 에너지·신경·호르몬이라는 기둥이 균형을 잃으면 몸은 지치고 차갑고 무기력해진다.

먼저, 세포 속의 작은 발전소인 미토콘드리아를 떠올려 보자. 이곳은 음식과 산소를 태워 아데노신3인산(ATP)이라는 생명 에너지를 만드는 공장이다. 우리가 따뜻한 체온을 유지하고, 땀을 흘리며 열을 식힐 수 있는 것도 이 에너지 공장이 내뿜는 부산물 덕분이다. 하지만 노화, 운동 부족, 불안정한 혈당, 만성 염증, 대기 오염이나 농약 같은 환경 독소에 오래 노출되면 미토콘드리아는 금세 지친다. 연료 효율이 떨어진 낡은 자동차가 속도를 내지 못하듯, 세포 에너지 공장이 부진하면 몸은 쉽게 피로해지고 체온도 잘 오르지 않으며 땀샘은 무기력하게 잠들어 버린다.

여기에 에너지 사용의 스위치 역할을 하는 자율신경계가 더해진다. 교감신경과 부교감신경은 낮과 밤, 활동과 휴식이라는 리듬을 조율한다. 낮에는 교감신경이 활발히 작동해 활동과 발한을 이끌고, 밤에는 부교감신경이 주도권을 넘겨받아 회복과 재생을 맡는다. 그러나 스트레스가 과도하게 쌓이고 수면이 불규칙하며 카페인을 남용하거나 밤샘 근무가 이어지면 이 리듬은 금세 무너진다. 낮에는 무기력한데 밤에는 오히려 깨어나는 기형적인 패턴이 생기며, 필요한 순간에 땀이 잘 나지 않거나 전혀 예상치 못한 순간에 식은땀이 솟는 일이 잦아진다.

대사 속도를 지휘하는 갑상샘도 예외가 아니다. 갑상샘 호르몬은 인체의 기초대사를 조율하는 스위치로, 이 호르몬이 부족해지면 연료를 태우는 속도가 둔해지고 체온이 쉽게 내려간다. 체온이 낮으면 땀샘이 열리지 않는다. 만약 늘 피로하고 추위에 민감하며 피부가 건조해지고 변비와 체중 증가까지 동반된다면, 갑상샘 기능 저하를 반드시 의심해 봐야 한다.

이 밖에도 부신에서 분비되는 코르티솔은 하루의 에너지와 체온 리듬을 유지하는 데 중요한 역할을 한다. 하지만 이 리듬이 깨지면 아침에도 몸이 무겁고, 땀 반응도 느려진다. 성호르몬인 에스트로겐과 테스토스테론은 근육량과 미토콘드리아 밀도를 좌우한다. 근육량이 줄면 열 생산 능력이 저하되고 발한 능력까지 떨어진다. 특히 중년 이후 호르몬 변화는 미토콘드리아 건강을 직접적으로 위협한다.

혈류의 사정도 무시할 수 없다. 땀은 땀샘의 작용으로만 분비되는 것이 아니라 산소와 영양이 말초 조직까지 원활하게 전달돼야 완전한 발한이 이뤄진다. 손발이 늘 차갑고 움직여도 땀이 잘 나지 않는다면 말초 순환 장애를 의심해 볼 수 있다. 그리고 보이지 않는 불씨 같은 만성 염증은 전신을 서서히 갉아먹는다. 염증 물질은 미토콘드리아를 손상시키고, 자율신경계를 교란하며, 호르몬 분비를 왜곡한다. 그 결과 에너지 생산, 체온 조절, 발한 반응이 한꺼번에 약화된다.

이 모든 과정을 돌아보면 분명해진다. 만성 피로, 체온 저하, 땀 저하는 운동 부족이나 생활 습관에서 원인을 찾을 수 있는 가벼운 문제가 아니다. 세포 에너지 공장, 자율신경 네트워크, 호르몬 조절 센터라는 세 축이 동시에 흔들리고 있다는 전신적 경고 신호다. 1일 1땀 습관은 세포 에너지 생산을 자극하고, 자율신경의 낮·밤 리듬을 회복시키며, 호르몬과 혈류의 균형을 다시 맞추는 치유 프로그램이다. 몸이 적절한 양의 땀을 제때 흘리기 시작하면 비로소 세 축은 다시 조율됐다는 신호를 우리에게 보내 준다. 땀이야말로 건강의 최종 리듬이자 세포와 몸 전체가 조화롭게 살아 있음을 증명하는 가장 솔직한 언어다.

04

가만히 있는 시간이 길수록
더 빨리 병든다

미국 메이요클리닉이 2016년 발표한 한 연구 논문은 이렇게 시작한다.

"오래 앉아 있으면 죽는다(Sitting too much kills)."

짧고 충격적인 이 문장은 현대인의 생활 방식이 얼마나 심각한 위험을 내포하고 있는지를 단적으로 보여 준다. 오래 앉아 있는 습관, 곧 '세든테리(sedentary) 생활'은 허리 통증이나 체중 증가를 가져오는 데 그치지 않는다. 비만, 당뇨, 심혈관 질환, 암, 치매까지 아우르는 전신 질환의 주요인이 된다. WHO는 이를 아예 새로운 문명병으로 규정하고 '의자병(sitting disease)'이라는 이름을 붙였다.

인류의 진화 과정에서 오늘날처럼 오랜 시간 의자에 앉아 지내는 생활은 거의 존재하지 않았다. 원시 인류는 수렵과 채집을 위해 끊임없이 이동해야 했고, 농경이나 유목 사회에서도 하루 대부분을 몸을 쓰며 보냈다. 앉아서 지내는 것은 극소수의 특권층에게만 허락된 예외적인 생활 형태였다.

그러나 20세기 후반 산업화·정보화 사회가 자리 잡으면서 상황이 달라졌다. 사무실 책상에 앉아 온종일 컴퓨터 앞에 머무는 노동이 일상이 됐고, 21세기에 들어서는 스크린 기반의 여가 활동까지 합세했다. 이제 인류는 역사상 처음으로 '하루의 절반 이상을 앉아서 보내는 종족'이 됐다. 문제는 인체가 애초에 이런 방식에 맞춰 진화하지 않았다는 점이다.

세계적 연구 결과들은 일관되게 다음과 같이 경고한다.

- 미국스포츠의학회: 하루 8시간 이상 앉아 있는 사람은 심혈관 질환 위험이 약 200퍼센트 증가한다.
- 미국암학회: 하루 6시간 이상 앉아 있는 사람은 3시간 미만인 사람보다 총사망률(일정 기간에 한 나라 또는 지역에서 발생한 전체 사망자 수를 인구수로 나눈 비율)이 19퍼센트 높다.

- 캐나다 캘거리대학교 연구팀: 세든테리 생활군은 활동적인 성인에 비해 뇌졸중 위험이 4배 높다.
- 2015년 〈내과학회지(Annals of Internal Medicine)〉 메타 분석: 신체 활동을 하더라도 '앉아 있는 시간 자체'가 독립적인 위험 요인임을 확인했다.
- 2020년 〈JAMA 네트워크 오픈(JAMA Network Open)〉: 하루 12시간 이상 앉아 있는 그룹은 조기 사망 위험이 유의하게 높았다.

여기서 확인할 수 있듯이, 오래 앉아 있는 것 자체가 독이 된다. 앉아 있는 생활이 위험한 이유는 구체적으로 다음과 같은 신체 기전을 통해 설명된다.

- 혈액 순환 정체: 의자에 앉으면 하체 정맥 밸브에 압력이 높아져 심장으로 가는 정맥환류가 약화된다. 그 결과 하지정맥류, 부종, 심부정맥혈전증 위험이 커진다. 장거리 비행 후 발생하는 '이코노미클래스 증후군'도 같은 맥락이다.
- 근골격계 손상: 인체는 직립 보행에 맞춰 진화했다. 그러나 앉은 자세는 척추에 불균형한 하중을 가하고, 둔근과 복부 근육을 이완해 약화한다. 장시간 구부정하게 앉으면 추간판탈출증(디스크)을 초래하기 쉽고, 컴퓨터 작업을 오래 하는 사람은 거북목, 손목

터널증후군 등을 앓을 수 있다.

- 대사 기능 저하: 골격근은 당 대사의 핵심 기관이다. 근육 활동이 줄면 인슐린 감수성이 떨어지고, 혈당과 중성 지방 수치가 상승한다. 이는 대사증후군과 제2형 당뇨병의 출발점이다.
- 내분비·호르몬 불균형 초래: 앉아 있는 동안 지방산 대사가 억제되고, 코르티솔(스트레스 호르몬)이 만성적으로 증가한다. 그 결과 복부 지방이 쌓이고, 심장과 혈관에 부담이 가중된다.
- 정신 건강의 악화: 운동 부족은 뇌의 해마 크기를 줄여 기억력과 감정 조절 능력을 떨어뜨린다. 장시간 실내에서 앉아 지내는 생활은 외로움과 우울감을 키우고, 사회적 관계 단절로 이어질 수 있다.

움직임이 사라진 자리에 병이 들어온다

의자에 오래 앉아 있거나 소파에 기대 하루를 보내는 좌식 중심 생활은 근육이 굳거나 퇴화하는 정도의 문제로 끝나지 않는다. 움직임이 사라진 생활은 자율신경계의 활동을 둔화해 땀샘까지 잠들게 한다.

우리 몸에는 200만~400만 개의 땀샘이 있다. 이 작은 기관들은 체온을 조절하고, 노폐물을 배출하며, 자율신경계의 민감한 신호를 몸 밖으로 드러내는 창구 역할을 한다. 그런데 땀샘은 우리가 가만히 앉아 있기만 하면 점점 문을 닫는다. 마치 세상과 연결된 창이 굳게 닫히듯, 땀샘은 고요한 몸속에서 조용히 잠들어 버린다.

다음과 같은 모습을 상상하기가 어렵지 않을 것이다. 책상 앞에서 몇 시간째 구부정하게 앉아 있는 학생, 소파에 기대 리모컨을 쥔 채 주말을 보내는 직장인. 이런 정적인 상태에서는 자율신경계가 '정지 신호'를 받는다. 호흡이 가늘어지고, 혈액의 흐름이 느려지며, 체온을 조절할 필요가 사라진다. 땀샘이 반응할 이유가 없는 것이다. 시간이 길어질수록 땀샘은 점점 무뎌지고 자율신경도 둔해진다.

반대로 잠깐의 움직임은 놀라울 만큼 빠르게 변화를 일으킨다. 엘리베이터 대신 계단 몇 층만 올라가도 금세 숨이 차고 이마에 작은 땀방울이 맺힌다. 점심 식사 후 동료와 10분만 걸어도 손끝이 따뜻해지고 기분이 가벼워진다. 그 짧은 시간에 움직임이 땀샘을 깨우는 과정을 경험한 셈이다.

우리에게는 잠깐 걷기만 해도 머리가 맑아지고 손발이 따뜻해지며 기분이 전환되는 경험이 반드시 필요하다. 이는 단순히 '몸이 풀린 것 같은 느낌'이 아니라 실제로 신경과 혈류, 호르몬이 반응한 결과다. 움직임은 근육의 수축과 이완을 넘어 생리 기능 전체의 스위치이자 자율신경을 깨우는 가장 강력한 자극제다.

자율신경계는 교감신경과 부교감신경이라는 두 축이 균형을 이루며 작동하는 정교한 리듬 시스템이다. 교감신경은 가속 페달, 부교감신경은 브레이크에 비유할 수 있다. 두 시스템이 번갈아 작동하며 심장 박동, 호흡, 혈압, 소화, 체온 조절 같은 무수한 생리 과정을 조율한다. 그러나 이 리듬은 휴식을 취한다고 해서 되살아나지 않는다. 실제 움직임을 통해서만 회복된다. 몸을 움직이는 순간 심장 박동이 빨라지고 호흡이 깊어지며, 말초 혈관이 확장되고 체온이 오르기 시작한다. 이때 교감신경이 활성화돼 땀샘이 깨어난다. 이어지는 회복 단계에서는 부교감신경이 작동해 긴장이 풀리고 신체 균형이 되찾아진다. 움직임은 자율신경 리듬을 스스로 조율하는 가장 간단하면서도 강력한 방식이다.

잠든 땀샘을
깨워라

2018년 〈공중보건의 최전선(Frontiers in Public Health)〉에 실린 일본의 한 연구는 숲길을 15분 걸었을 뿐인데도 심박변이도(HRV)에서 부교감신경 지표가 뚜렷이 증가했다고 보고했다. 도시의 인공 환경에서는 얻기 힘든, 자연 속 움직임의 힘이 과학적으로 입증된 셈이다. 또 2022년 〈메디신(Medicine)〉 저널에 발표된 메타 분석은 규칙적인 유산소 운동이 교감신경의 과잉을 줄이고 부교감신경의 조절 능력을 강화함으로써 심혈관계 건강을 보호한다고 결론 내렸다. 이처럼 일주일에 150분 정도의 빠른 걷기나 가벼운 조깅만으로 자율신경 균형이 개선되고 면역 기능이 강화된다는 사실은 의학적으로 이미 확립된 결과다.

　반대로 움직이지 않는 생활은 자율신경의 민감성을 떨어뜨린다. 장시간 같은 자세로 앉아 있거나 하루에 500보도 걷지 않는 생활은 교감신경·부교감신경의 전환을 무디게 한다. 2020년 〈운동생리학 저널(Journal of Applied Physiology)〉에 따르면, 앉아 있는 시간이 길수록 교감신경 활성은 과도하게 높아지고 부교감신경 지표는 감소한다. 그 결과 심박수가 빨라지고 혈압이 높아지며, 말초 혈류가 정체되고 체온 조절이 원활히 이뤄지지 않는다. 실제로 하루 8시간 이상 앉아 있는 사람은 그렇지 않은 사람에 비해 심혈관 질환 위험이 1.2~1.5배 높다는 대규모 역학 연구도 보고됐다. 단순히 '오래 앉아 있었을 뿐인데' 몸 전체가 신경학적 불균형에 빠지는 것이다.

　〈영국 스포츠 의학 저널(British Journal of Sports Medicine)〉에는 하루 약 22분의 중강도 및 고강도 운동이 좌식 생활 습관과 연관된 사망 위험을 줄일 수 있다는 연구 결과가 실렸다. 이 연구는 노르웨이 트롬쇠 연구(Norwegian Tromso Study), 스웨덴 건강 노화 계획(Swedish Healthy Aging Initiative), 노르웨이 국민 신체 활동 조사(Norwegian National Physical Activity Survey), 미국 국민건강 및 영양 조사(National Health and Nutrition Examination Survey)에 참여 중인 50세 이상 참여자 1만 1,989명을 대상으로 진행됐다.

　연구진은 앉아 있는 시간과 운동 시간이 사망 위험에 어떤 영향을 미치는지 면밀하게 분석해 너무 오래 앉아 있는 좌식 생활 습관이 각종 질병 및 조기 사망 위험을 높인다고 보고했다. 전체 참여자 가운데 5,943명은 하루에 앉아 있는 시간이 10.5시간 미만이었고, 6,042명은 10.5시간 이상이었다. 분석 결과 하루 운동 시간이 22분 미만일 경우 하루 12시간 이상 앉아 있는 좌식 생활 습관은 하루 8시간 앉아 있는 생활 습관보다 사망 위험이 38퍼센트 높은 것으로 나타났다. 연구팀은 하루 약 22분, 일주일 약 154분 정도의 중강도 및 고강도 운동으로 좌식 생활과 연관된 사망 위험을 줄일 수 있다고 밝혔다. 이는 WHO에서 권장하는 '일주일에 150~300분의 중강도 및 고강도 운동 또는 75분의 고강도 운동' 기준에 부합한다. 한편 그들은 하루 22분보다 오래 운동한다고 해서 추가적인 사망 위험 감소 효과는 없었다고 언급했다.

추가로 그들은 한 번에 22분 동안 하지 않고 시간을 조금씩 쪼개서 '운동 간식' 형태로 하루 운동 시간 22분을 채워도 효과가 있다며 바쁜 일과 속에서도 꾸준히 실천하라고 제안했다. 즉 하루 중 많은 시간을 운동에 할애하지 않더라도 매일 22분 이상의 운동만으로도 사망 위험을 줄일 수 있다는 뜻이다.

잠깐 움직이는 것만으로도 땀샘이 깬다

땀샘은 이 과정에서 하나의 지표 역할을 한다. 체온이 오르면 교감신경이 활성화되고, 이 신호가 땀샘으로 전달돼 발한이 시작된다. 2015년 〈자율신경계 신경과학(Autonomic Neuroscience)〉에 발표된 연구는 몸을 덥히거나 운동을 하면 피부 교감신경이 자극받아 땀 분비가 촉진된다고 밝혔다. 이는 곧 땀이 단순한 체온 조절의 부산물이 아니라 자율신경 반응성의 산출물이라는 사실을 보여 준다. 땀이 난다는 것은 자율신경계가 제 역할을 하고 있다는 증거이며, 움직임은 이를 끌어내는 가장 단순하고도 강력한 방법이다.

움직임은 신체뿐 아니라 정신에도 깊은 영향을 미친다. 2019년 〈랜싯 정신의학(The Lancet Psychiatry)〉에 게재된 대규모 연구는 주 3회 이상, 회당 45분 정도의 신체 활동이 우울 증상과 스트레스 지표를 뚜렷하게 낮춘다고 보고했다. 걷기와 같은 가벼운 움직임조차 세로토닌과 도파민 분비를 촉진하고 코르티솔을 낮춤으로써 감정의 균형을 회복한다. 이처럼 움직임은 마음을 안정시키고 정신적 활력을 되찾는 데도 핵심적인 역할을 한다.

노화와 질병을 예방하는 길은 결국 '움직임', 적절하고 체계적인 움직임이다. 그런데 바쁜 직장인이나 학생에게 운동만을 권하는 것은 현실적이지 않다. 사정이 여의치 않다면 생활 속에서 작은 습관을 바꾸는 것이 의자병을 예방하는 가장 효과적인 전략이다.

• 30-30 법칙: 30분 앉았다면 최소 30초라도 일어나 기지개를 켠

다. 프린트를 하러 가거나 물을 뜨러 가는 작은 움직임만으로도 충분하다.

- 마이크로 운동: 책상 옆에서 종아리 들어 올리기, 목·어깨 스트레칭, 손목 풀기 같은 간단한 동작을 수시로 한다.
- 스탠딩·워킹: 전화 통화는 서서 하거나 걸으면서 한다. 회의실 대신 '워크 앤 토크(walk and talk)' 형식의 회의를 시도해 보는 것도 좋다.
- 움직이지 않는 생활 습관 개선: 엘리베이터 대신 계단으로 오르기, 한 정거장 전에서 내려 걷기, 버스나 전철을 기다릴 때 가볍게 스트레칭하기 등 생활 습관의 작은 변화를 모색하고 실천한다.

움직임은 의지보다 강력한 생리학적 치료제다. 우리가 몸을 움직일 때마다 자율신경은 다시 깨어나고 땀샘은 오늘도 살아 있다는 신호를 보낸다. 1일 1땀을 위한 첫걸음은 헬스장에서 몇 시간을 보내는 것이 아니다. 자리에서 일어나 한 걸음을 내딛는 순간 이미 자율신경이 반응하기 시작한다.

야간 모드의
자율신경을 깨워라

아침에 눈을 떴을 때 우리의 자율신경은 여전히 '야간 모드'에 머물러 있다. 밤새 부교감신경이 지배하며 심박수와 호흡, 체온을 낮춰 놓았기 때문이다. 이제 하루를 시작하려면 교감신경에 시동을 걸어야한다. 그 시동 버튼이 바로 공복 유산소 운동과 스트레칭이다.

아침 식사 전, 가벼운 걷기나 조깅 같은 유산소 운동을 하면 심박수와 호흡이 서서히 증가하면서 체온이 오르기 시작한다. 이때 교감신경이 활성화되며 땀샘에 첫 신호를 보낸다. '열이 올라간다, 냉각을 시작하라'라는 지시를 내리는 것이다. 특히 공복 상태에서 하는 유산소 운동은 혈액 속 포도당과 인슐린의 간섭이 적어 에너지 대사가 지방 연소 모드로 빠르게 전환된다. 이 과정에서 열 발생량이 늘고, 그 열을 식히기 위해 땀샘이 더 빠르게 깨어난다. 한마디로, 아침 첫 땀방울은 자율신경계의 하루를 예열하는 시그널이다.

또 스트레칭은 땀샘의 밸브를 열어 준다. 밤새 같은 자세로 굳어 있던 근육과 관절은 혈액 순환이 제한돼 있고, 교감신경의 반응도 둔하다. 스트레칭은 근육을 부드럽게 늘이면서 말초 혈관을 열고, 혈류를 땀샘으로까지 확장한다. 마치 겨울 동안 잠가 놓았던 수도꼭지를 틀어 첫 물줄기를 내뿜게 하는 것과 같다. 밸브를 열면 땀샘은 즉각적으로 반응해 땀을 배출한다. 이렇게 움직임으로써 열이 나고, 땀이 흐르는 아침 루프를 만들어야 한다.

공복 유산소 운동과 스트레칭은 서로 다른 경로로 땀샘을 깨우지만 결과는 매한가지다. 교감신경이 활성화되고, 체온이 오르고, 땀샘이 작동해 땀을 배출한다. 이런 아침 루프를 만들면 자율신경이 온종일 균형을 유지하고, 땀샘 역시 필요할 때 즉각 반응하는 훈련된 상태를 유지할 수 있다. 아침에 흘리는 첫 번째 땀이 자율신경계의 기상나팔과 같은 역할을 하는 것이다. 오늘 하루를 활기차고 건강하게 보내고 싶다면, 이제부터는 식탁에 앉기 전에 운동화 끈을 매고 밖으로 먼저 나서자.

온종일 앉아 있거나 움직임 없이 시간을 보내면 땀샘은 점점 잠든다. 땀샘의 활동은 단순히 더위에 대한 반응이 아니라 자율신경계, 혈액 순환, 세포 에너지 대사가 유기적으로 작동한 결과이기 때문이다. 따라서 건강한 땀을 회복하기 위해서는 매일 일정한 자극을 주어야 한다. 이때 하루 한 번의 고강도 운동보다 하루 세 번의 짧지만 확실한 움직임으로 자극을 나누어 주는 것이 훨씬 효과적이다.

땀샘은 운동 중 발생하는 열과 젖산, 이산화탄소, 전해질 변화 등 다양한 생리적 신호로 열리며 이 신호가 규칙적으로 주어질 때 반응성이 높아진다. 또 자율신경계는 일정한 리듬으로 교감신경과 부교감신경을 전환하며 몸의 균형을 유지하는데, 움직임이 없는 시간대가 길어질수록 이 리듬이 깨지고 땀 분비도 둔화된다.

다음에 제시한 '1일 3움직임 루틴'으로 하루 세 차례의 시점에 각각 다른 목적을 가진 땀을 자극해 자율신경, 혈액 순환, 세포 에너지 시스템을 깨워 보자.

1일 3움직임 루틴

아침: 교감신경을 깨우는 '예열 땀'

- 시점: 기상 후 10~15분
- 방법: 공복 상태에서 가벼운 유산소 운동(빠르게 걷기, 제자리 계단 오르내리기, 실내 제자리뛰기)
- 생리적 효과: 밤새 떨어진 체온을 끌어올려 세포 대사 속도를 높

인다. 교감신경을 활성화해 혈압과 심박수를 서서히 증가시킨다. 코르티솔 분비 리듬을 정상화해 아침 각성을 돕는다. 가능한 한 햇볕을 받으며 진행하면 멜라토닌이 억제되고 세로토닌 합성이 촉진돼 기분과 집중력이 개선된다.

- 주의: 아침 첫 운동은 관절과 근육이 경직된 상태이므로 2~3분간의 가벼운 스트레칭으로 시작해야 한다.

오후: 집중력과 순환 회복을 위한 '회복 땀'

- 시점: 점심 식사 1~2시간 후
- 방법: 전신 스트레칭, 저강도 근력 운동(스쿼트 20회, 팔굽혀펴기 10~15회 2세트, 밴드 로우 15회)
- 생리적 효과: 장시간 앉아 있어서 정체된 하반신의 혈류를 개선하고 림프 순환을 촉진한다. 뇌로 가는 산소 공급을 늘려 점심 이후의 졸음과 집중력 저하를 예방한다. 인슐린 민감성을 높여 혈당 변동 폭을 완화한다. 이마에 땀방울이 맺히는 정도가 이상적이다. 5~10분의 짧은 운동이라도 근육의 수축·이완 주기를 반복하면 열을 충분히 발생시킬 수 있다.
- 주의: 식후에 바로 운동하지 말고 소화를 위해 최소 1시간은 기다린다.

저녁: 부교감신경으로 전환하는 '정리 땀'

- 시점: 저녁 식사 전 또는 식사 2시간 후
- 방법: 가벼운 유산소 운동(자전거 타기, 천천히 조깅, 요가 플로, 필라테스 호흡 동작)
- 생리적 효과: 낮 동안 과도하게 활성화된 교감신경을 부드럽게 완화한다. 체온을 살짝 올린 후 서서히 떨어뜨리며 수면에 유리한 '코어 체온 곡선'을 만든다. 근육의 긴장을 풀고 혈액 내 젖산 축적을 줄인다. 심박수를 '대화가 가능한 수준(최대 심박수의 50~60퍼센트)'으로 유지해야 하며, 격렬한 운동은 오히려 수면에 방해가 된다.
- 주의: 자기 직전 1시간 이내에는 땀을 많이 흘리는 운동을 피하고, 족욕이나 스트레칭 같은 부드러운 열 자극으로 마무리한다.

1일 3움직임 루틴으로 거둘 수 있는 효과는 다음과 같다.

- 아침 땀: 체온 상승, 교감신경 활성화, 대사 가속
- 오후 땀: 순환 회복, 혈당 안정화, 집중력 개선
- 저녁 땀: 부교감신경으로 전환, 수면 유도

하루 세 번의 땀 자극은 단순히 운동량을 늘리는 것이 아니라 체온

리듬, 호르몬 주기, 신경계 반응성을 동시에 조율한다. 그 결과 땀샘은 언제든 열릴 준비가 된 상태를 유지할 수 있으며 체온 조절, 해독, 면역, 반응, 대사 속도까지 전방위로 강화된다.

땀샘이 시간 맞춰 열리는 자율신경 균형 찾기

자율신경은 교감신경과 부교감신경의 균형을 유지하며 체온, 심박수, 땀 분비를 조절한다. 이 균형이 무너지면 땀 반응이 과하거나(다한), 부족하거나(무한), 상황에 맞지 않게 나타난다. 여기서 소개하는 7일간의 집중 루틴은 '신경의 리듬'을 재설정해 땀이 정상적으로 흐르게 하는 출발점이 된다.

먼저, 루틴 설계 원칙은 다음과 같다.

• 하루 세 구간 관리: 오전(교감신경 활성화), 오후(균형 유지), 밤(부교감신경 회복)

- 리듬 반복: 매일 같은 시간대에 동일한 자극을 주어 뇌-신경 회로에 시간표를 각인한다.
- 저강도에서 고강도로 점진적 이행: 처음 3일은 부드러운 자극, 이후 4일째부터 강도를 높여 신경 가소성을 촉진한다.

7일 집중 루틴

1일 차: 신호 재인식

- 오전: 기상 후 햇볕 쬐기(15분), 가벼운 전신 스트레칭(5분)
  - 빛 자극은 시상하부 시계유전자(clock gene)를 활성화해 교감신경을 부드럽게 깨운다.
- 오후: 점심 후 가벼운 산책(10분)
  - 혈당 변동 완화, 소화기관 혈류 개선으로 부교감신경을 안정시킨다.
- 밤: 족욕(15분), 심호흡 10회
  - 발의 혈관 확장은 체온 하강을 돕고 수면 유도 호르몬 분비를 촉진한다.

2일 차: 호흡 리듬 맞추기

- 오전: 공복 저강도 유산소 운동(20분)
  - 안정 시 심박수 조절 능력이 향상되며 땀샘 반응 민감도가 높

아진다.

- 오후: 림프 순환 운동(종아리 펌프 30회, 어깨 돌리기 20회)
  - 말초 혈류와 림프 흐름이 개선돼 자율신경의 순환 센서가 활성
    화된다.
- 밤: 4-7-8 복식호흡(4초 들이마심, 7초 멈춤, 8초 내쉼) 5회
  - 부교감신경을 활성화한다.

3일 차: 체온 자극 훈련 시작

- 오전: 햇볕 아래 가벼운 조깅 또는 빠른 걷기(25분)
  - 심부 체온이 상승해 시상하부의 발한 조절 회로가 활성화된다.
- 오후: 미온수(30~34℃) 샤워 후 자연 건조(2분)
  - 온도 변화 감지 수용체(TRP 채널)가 훈련된다.
- 밤: 스트레칭, 간단 요가(15분)
  - 근육 긴장이 완화돼 부교감신경 전환 속도가 빨라진다.

4일 차: 강도 전환 및 땀샘 자극

- 오전: 인터벌 걷기(빠르게 2분 후 천천히 3분 4세트)
  - 심박변이도가 개선되고, 교감신경·부교감신경 전환 능력이 강
    화된다.
- 오후: 단백질·전해질 점심 식사

- 신경전달물질을 합성하고 땀샘 기능을 유지하는 데 필요한 재료를 공급한다.
- 밤: 족욕 후 명상(10분)
  - 온열과 심리 이완을 결합해 수면 전 부교감신경이 우세해지게 한다.

5일 차: 열 스트레스 내성 훈련

- 오전: 실내 자전거(20분), 마지막 3분 동안은 속도 올리기
  - 체온이 조절되는 포인트를 유연하게 조정할 수 있다.
- 오후: 따뜻한 차(허브티) 마시며 창밖 바라보기(5분)
  - 교감신경의 잔흥분을 누그러뜨린다.
- 밤: 미지근한 반신욕(15분)
  - 하체 혈류를 개선하며 부교감신경으로의 전환을 유도한다.

6일 차: 회복력 심화

- 오전: 공복 산책, 햇볕 쬐기(20분)
  - 빛·운동·산소 결합으로 미토콘드리아의 회복을 지속한다.
- 오후: 2시간 간격으로 '5분 땀 루틴'(팔벌려뛰기·스쿼트·목 돌리기) 실행
  - 미세한 발한 자극을 반복해 자율신경의 반사 능력을 높인다.
- 밤: 스트레스 일지 작성 후 이완 호흡 5회

- 정서-신경 회로를 안정화한다.

7일 차: 리듬 고정 및 평가

- 오전: 자신이 가장 좋아하는 활동(등산·댄스·수영 등)으로 땀내기 (40~60분)
  - 즐거움과 발한이 결합하면 도파민이 분비되면서 땀내는 일을 즐거운 일로 여기는 신경 회로가 자리를 잡는다.
- 오후: 가벼운 스트레칭과 전해질 보충
- 밤: 조명 최소화, 명상 음악, 10시 이전 취침
  - 최적의 수면 리듬으로 다음 날 자율신경의 안정성을 유지한다.

이 루틴에 적용할 팁을 소개하면 다음과 같다.

- 체크리스트 작성: 하루 세 구간(오전·오후·밤)의 활동 여부를 체크한다.
- 발한 강도 기록: 땀의 양과 땀이 나는 위치, 땀이 날 때의 감각을 메모해 자율신경의 회복 정도를 파악한다.
- 7일 후 평가: 기상 시 맥박 안정성, 하루 중 피로 회복 속도, 수면의 질 등을 비교한다.

이 7일 루틴은 신경계가 '상황에 맞는 발한 리듬'을 기억하게 하는 재학습 과정이다. 한 번만 실행하는 것이 아니라 2~3주 동안 반복하면 신경계의 리듬이 뇌 깊숙이 새겨져 장기적으로 안정된 발한과 체온 조절을 이룰 수 있다.

08

하루의 리듬을 찾으면
땀은 따라서 흐른다

아침은 그날의 자율신경 리듬을 안정적으로 열어 주는 시간이다. 아침에 일어나면 우리 몸은 밤새 우세했던 부교감신경에서 교감신경으로 서서히 전환해야 한다. 이 과정이 급격히 이뤄지면 두근거림이나 불안, 땀이 잘 안 나는 현상이 생길 수 있다.

우선 10~15분 동안 햇볕을 쬐면 시상하부의 생체시계가 '낮 모드'로 전환되고, 멜라토닌 분비가 멈추며 코르티솔이 점차 증가한다. 여기에 15~20분 정도 가볍게 걷기를 더하면 심부 체온이 오르고 땀샘이 예열된다. 기상 직후 300~500밀리리터의 물을 마시는 것도 중요한 포인트다. 수면 중 잃은 수분을 보충해야 땀샘이 신호를 받아 정상적으로 작동할 수 있기 때문이다. 햇볕 쬐기, 걷기, 수분 보충까지 하고 나면 우리 몸은 온종일 땀과 자율신경이 리듬감 있게 움직일 수 있는 상태로 진입한다.

오전 중반은 교감신경의 생산성이 가장 높은 시간대다. 뇌와 근육이 모두 활성화돼 집중력이 올라가고 에너지가 가장 효율적으로 쓰인다. 이때는 짧은 스트레칭으로 혈류와 림프의 흐름을 촉진해 교감신경이 활발해지게 하고, 계단 오르기나 빠른 걷기 같은 가벼운 활동으로 심부 체온을 0.5℃ 정도 올려 주면 좋다. 이렇게 미세하게 땀을 흘리면 뇌의 각성 수준이 최적화되고 오후의 피로도 줄어든다.

점심을 먹고 난 직후에는 자율신경의 균형이 흔들리기 쉽다. 소화를 위해 부교감신경이 우세해지면서 졸음이나 무기력감이 찾아오기도 한다. 이때 10분 정도 가볍게 산책을 하면 소화기 혈류를 유지하면서 뇌로 가는 산소 공급도 지속할 수 있다. 여기에 미온수 한 잔을 곁들이면 위장관의 온도를 안정시키고 발한 센서의 민감도를 유지하는 데 도움이 된다.

오후로 접어들면 아침부터 항진된 교감신경이 서서히 가라앉아야 한다. 이 균형을 잘 맞추지 못하면 마른 땀 또는 식은땀이 나거나, 아예 땀이 잘 나지 않게 되기도 한다. 따라서 오후는 '짧은 자율신경 리셋'이 꼭 필요한 시간이다. 2시간마다 5분 정도 팔 벌려 뛰기, 스쿼트, 목 돌리기 같은 작은 움직임을 반복하면 미세 발한(micro sweating)이 자극되고 몸의 에너지가 재분배된다. 여기에 깊은 복식호흡을 5~10분 실시하면 미주신경이 자극되고 부교감신경이 켜져 심박수와 혈압이 안정된다. 말초 혈류량이 늘어나 땀샘으로 가는 혈류도 개선돼 발한 반응성이 회복된다. 또한 가벼운 스트레칭이나 어깨·목 마사지, 종아리 근육 운동으로 림프 순환을 자극하면 노폐물이 배출되고 땀샘 배출 경로가 맑아진다. 결과적으로 오후의 짧은 리셋은 하루 두 번째 발한 피크를 준비하고, 스트레스성 식은땀이나 무기력감을 줄이는 효과가 있다.

저녁이 되면 교감신경의 하루 활동을 마무리하고 회복 모드로 전환해야 한다. 가볍게 20~30분 정도 유산소 운동과 스트레칭을 병행하면 체온이 서서히 오르다가 다시 내려가면서 심박도 부드럽게 낮아진다. 여기에 족욕이나 미온수 반신욕 같은 온열 자극을 더하면 부교감신경 우위 전환이 빨라지고, 몸은 깊은 휴식 모드로 들어간다.

밤에는 하루의 마지막 루틴으로 자율신경을 안정시켜 숙면을 준비해야 한다. 조명을 줄이고 전자기기 사용을 제한하면, 멜라토닌 분비가 원활해져 체온 하강 발한이 일어나고 깊은 수면을 이룰 준비가 된다. 여기에 명상이나 심호흡을 10분 정도 곁들이면 뇌파와 심박이 느려지고 말초 혈류가 증가해 땀샘 반응도 안정된다. 족욕 역시 하체 혈류를 늘리고 체온을 서서히 낮춰 '수면 전 발한'을 촉진한다. 취침 전 허브티나 따뜻한 우유 같은 음료는 체온을 부드럽게 안정시키고 멜라토닌 분비를 돕는다.

이렇게 밤에 충분히 회복하면 다음 날 아침의 교감신경이 민감하게 깨어나 첫 땀이 잘 나게 된다. 반대로 밤의 회복이 부족하면 아침부터 둔감한 상태가 이어져 온종일 땀이 적거나 불균형하게 흐르게 된다.

아침에는 햇볕·걷기·수분으로 교감신경을 깨우고, 오전과 오후에는 스트레칭과 호흡으로 에너지를 균형 있게 유지한다. 저녁에는 운동과 온열 자극을 통해 부교감신경으로 전환하며, 밤에는 명상과 족욕, 멜라토닌 촉진으로 완전한 회복을 준비한다. 하루의 흐름에 맞춰 땀을 관리하면 자율신경 리듬이 안정돼 활력 있는 내일을 맞이할 수 있다.

4장

·

장이 살아나야
땀이 돈다

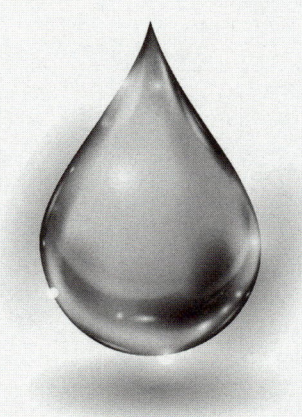

01

신체 나이를 결정하는
5M 시스템

나이가 들수록 "왜 이렇게 빨리 피곤해지지?", "몸이 예전 같지 않네"라는 말을 자주 하게 된다. 노화가 시간의 흐름에 정확히 대응한다고 생각하는 사람이 많은데, 나는 '노화는 빠르게 갈 수도 있고, 천천히 갈 수도 있다'고 생각한다. 이런 맥락에서 꾸준히 강조하는 건강 솔루션이 바로 5M 시스템이다. 5M 시스템은 내가 창안한 것으로, 다음 다섯 가지를 균형 있게 유지하는 것이 노화 속도를 늦추는 열쇠라는 주장을 담은 건강 이론이다.

5M은 Mind(마인드, 마음), Myokine(마이오카인, 근육), Microbiome(마이크로바이옴, 장내 미생물), Melatonin(멜라토닌, 수면 호르몬), Mitochondria(미

토콘드리아, 세포 발전소)라는 다섯 가지 요소로 구성된다. 각각이 독립적으로 작동하는 것이 아니라 서로 긴밀하게 맞물려 돌아가며 건강과 노화 속도를 결정한다.

우선, 마음이 건강의 출발점이다. '마음이 편안하면 몸도 편안하다'는 말이 진부하게 들릴지도 모른다. 그러나 스트레스가 쌓이면 교감신경은 가속 페달을 밟듯 계속 흥분 상태에 놓인다. 그 결과 혈압이 오르고, 수면의 질이 저하되고, 심지어 장내 미생물 균형까지 무너진다.

둘째, 근육 속 항노화 물질인 마이오카인을 활성화해야 한다. 운동을 하면 근육이 커지고 힘이 붙는 것에 그치지 않고, 근육에서 '마이오카인'이라는 물질이 분비된다. 이 신호 물질은 염증을 줄이고, 혈당을 안정시키며, 뇌 건강까지 지켜 준다. 따라서 운동은 근육이라는 장기를 자극해 항노화 약을 스스로 만드는 행위라고 할 수 있다. 매일 가벼운 걷기와 꾸준한 근력 운동이 왜 중요한지가 드러나는 대목이다.

그리고 마이크로바이옴이 건강의 중심축을 이룬다. 마이크로바이옴은 신체, 특히 장(腸)에서 사는 미생물[세균, 고균(古菌), 곰팡이, 바이러스 등]과 그 유전 정보 그리고 이들이 만드는 대사 산물 등을 포함한 생태계를 뜻한다. 이 미생물 군집은 소화, 면역, 신경전달, 호르몬 조절, 대사(비만, 당뇨 등) 등에 영향을 미치며 건강과 질병 양 측면에서 중요한 역할을 한다. 장을 '제2의 뇌'라고 부르는 이유는 장내 미생물이 단순한 소화 보조자가 아니라 신경과 면역, 호르몬까지 조율하기 때문이다. 유익균이 늘어나면 염증이 줄고, 기분이 안정되며, 땀샘과 피부 반응까지 조화로워진다. 반대로 유해균이 늘면 몸은 끊임없는 경계 상태에 놓이고, 신경과 호르몬의 균형도 깨진다. 요컨대 장을 다스리는 것이 노화를 늦추는 열쇠다.

장과 긴밀하게 연동하는 것이 뇌다. 특히 멜라토닌은 건강에 대단히 중요한 역할을 하는 수면 호르몬이다. 건강에서 이보다 중요한 요소를 찾기 어려울 만큼 숙면은 최고의 항노화제다. 늦게 자고 스마트폰 불빛을 오래 보는 습관은 멜라토닌의 분비를 방해한다. 멜라토닌은 단순히 잠을 유도하는 호르몬이 아니라 세포의 손상을 회복하고 면역계를 조율하는 야간 의사다. 매일 일정한 시간에 자고, 블루라이트를 줄이며, 7시간 이상 숙면을 확보하는 것이야말로 가장 손쉬운 항노화 전략이다.

그리고 우리 세포 속 미토콘드리아의 활력을 높이는 것이 대단히 중요하다. 미토콘드리아는 세포 속 에너지 공장이다. 몸속 모든 세포는 미토콘드리아라는 작은 발전소를 갖고 있으며, 이곳에서 에너지가 생산된다. 하지만 기능이 떨어지면 쉽게 피로해지고, 노화도 빨라진다. 저강도 유산소 운동과 간헐적 단식을 통해 미토콘드리아를 활발하게 유지시켜야 한다. 유산소 운동 실천의 핵심인 '존2 운동(zone 2 training)'은 최대 심박수의 60~70퍼센트 수준, 즉 숨이 차지 않을 정도로 편하게 대화할 수 있는 저강도 유산소 운동이다. 운동 실천은 세포에 '청소 시간'을 주어 노폐물을 없애고 새 에너지를 충전하게 하는 방식이다.

노화를 늦추는 핵심은 연결이다

특히 나는 마이크로바이옴, 즉 장내 세균 생태계의 균형을 위해 다음과 같은 두 가지 식습관을 권장한다. 첫째는 하루 한 끼 이상 발효 식품(김치, 된장, 요구르트 등)을 섭취하는 것이고, 둘째는 식사 순서를 '채소 → 단백질 → 탄수화물' 순으로 하는 것(거꾸로 식사법)이다. 이것만 꾸준히 실천해도 장내 마이크로바이옴의 건강 상태를 급격히 개선할 수 있다. 동물성 식단에서 식물성 식단으로 전환했을 때 불과 24시간 내에 미생물 군집이나 유전자 발현이 달라질 수 있다는 연구 결과도 있다. 그러나 이는 실질적으로 섬유질 섭취를 늘리고 건강하지 않은 음식들을 제한했을 때 거둘 수 있는 효과다. 따라서 가공식품과 지나친 육류 섭취를 줄이는 식습관 개선 노력이 동반돼야 한다.

나의 5M 시스템은 장-뇌 축(Gut-Brain Axis), 즉 마이크로바이옴-멜라토닌 축의 연결성을 강조한다. 장내 마이크로바이옴과 뇌의 멜라토닌이 긴밀히 연동하고 이것들이 만성 염증, 치매 등과 밀접한 연관이 있다는 사실은 여러 가지 연구를 통해 이미 밝혀진 사실이다. 5M 시스템은 이런 과학적 사실에 기반해 마이크로바이옴-멜라토닌 축의 상호작용과 긍정적 되먹임을 위해 건강 상태를 획기적으로 개선하고 과속 노화를 멈출 수 있다는 주장이다. 요컨대 장 점막이 건강해야 독소 유입이 적고 면역 및 뇌 기능이 안정돼, 만성 염증을 줄이고 수면의 질을 개선할 수 있음이 여러 연구에서 밝혀졌다.

장내 유익균이 많을 때 단쇄지방산(short-chain fatty acids, SCFAs, 장내 미생물이 섬유질과 같은 소화되지 않는 탄수화물을 발효시켜 생성하는 짧은 사슬 지방산) 같은 유익한 대사 산물이 많이 나와 이것이 근육 건강, 면역, 염증 조절 등에 긍정적 영향을 미친다. 반대로 불균형 상태(유해균 과다, 유익균 부족)가 되면 비만, 대사증후군, 면역 저하, 소화불량 등의 문제가 발생할 수 있다. 그러나 이는 프로바이오틱스·발효식품의 섭취만으로 마이크로바이옴-멜라토닌 축의 긍정적 상호작용을 보장할 수 있다는 단편적인 주장이 아니다. 수면, 스트레스, 식습관, 운동, 숙면 등이 모두 마이크로바이옴과 상호작용하므로 전체적인 습관 조절이 중요하다는 사실에는 이견이 없다. 다만, 예컨대 수면의 질이 좋지 않으면 장내 미생물 생태계에도 부담을 줄 수 있고 면역이나 염증 체계가 흔들릴 수 있다는 점에서 이 축의 시너지 효과를 추구하고 실천해야 한다는 것이다.

물론 마이크로바이옴 개선만으로 모든 노화 지표나 만성 질환 모두를 예방하거나 해결할 수는 없다. 그와 함께 생활 습관 전반(운동, 수면, 스트레스 관리 등)을 개선해야 노화와 질병을 예방할 수 있다.

02

장이 약한 사람은
땀도 제대로 못 흘린다

"장은 제2의 뇌다."

이제 이 말은 단순한 은유가 아니라 현대 의학이 반복해서 확인하고 입증하는 사실이다. 장은 그저 음식물을 소화하는 기관에 머물지 않는다. 신경과학, 면역학, 대사학의 연구 결과는 장이 우리 몸 전체의 에너지 흐름과 체온 조절 그리고 땀 분비에까지 영향을 미친다는 점을 뚜렷하게 보여 준다. 다시 말해, 장은 눈에 보이지 않는 거대한 컨트롤 타워다.

하지만 현대인 가운데는 이 컨트롤 타워의 항상성을 잃어버린 사람들이 많다. 인스턴트 음식, 과도한 당분, 가공식품은 장내 미생물의 다양성을 무너뜨린다. 앉아 있는 시간이 길어지고, 움직임은 줄어들며, 장의 연동운동은 느려진다. 이때 땀도 달라진다. 운동을 해도 쉽게 땀이 나지 않거나, 사소한 스트레스에도 식은땀이 나는 불규칙한 패턴이 생긴다. 실제로 사무실에서 장시간 앉아 일하는 사람들을 조사한 연구에 따르면, 이들은 땀샘 반응이 무뎌져 운동을 해도 땀이 나기 시작하는 시간이 지연되는 경향을 보였다. 이는 '운동 부족'만으로는 설명되지 않으며 장내 염증 마커 증가와 연관돼 있다. 즉 현대인의 땀 문제는 단순히 생활 습관이 아니라 문명병의 일종이다.

동양 의학에서는 오래전부터 장과 땀을 연결 지어 생각했다. 한의학에서는 "비위(脾胃)가 허하면 진액이 말라 땀이 마른다"라고 했는데, 이를 현대적으로 해석하면 장의 흡수력과 대사력이 떨어지면 발한 능력이 줄어든다는 의미로 볼 수 있다.

서양에서도 땀과 장을 오랫동안 연결 지어서 생각했다. 고대 그리스 의사 히포크라테스는 "장은 몸의 수분과 열을 다스리는 중심이며, 땀은 그것이 밖으로 드러난 증거"라고 기록했다. 장이 내부의 불균형을 바로잡지 못하면 땀에서도 그 징후가 나타난다는 통찰이다.

인류의 진화사를 보면, 장과 땀은 긴밀히 얽혀 있다. 약 200만 년 전, 인류는 수렵과 채집을 위해 사바나에서 긴 거리를 달리며 먹이를 추적했다. 이른바 '지구력 사냥(persistence hunting)'이다. 이때 두 가지가 필수적이었다. 첫째는 높아진 체온을 식히기 위한 전신의 땀샘이고, 둘째는 오래 달릴 수 있도록 연료를 제공하는 장의 기능성이다. 만약 장이 제 기능을 하지 못한다면, 아무리 땀이 잘 나도 지구력은 유지될 수 없다. 반대로 장이 튼튼해도 땀이 나지 않는다면, 과열로 금세 쓰러지고 말 것이다. 이처럼 장과 땀은 진화적으로 한 팀이었던 것이다. 오늘날 우리가 체온을 유지하며 운동할 수 있는 것도, 이 두 기관이 오랜 시간 협력한 결과라고 할 것이다.

현대인 가운데는 장과 땀 사이의 선순환이 망가진 이들이 많다. 아무리 운동을 해도 땀이 잘 나지 않고, 또 어떤 사람은 사소한 긴장에도 식은땀을 줄줄 흘린다. 그 원인은 피부의 땀샘이나 근육이 아니라 장 건강에서 찾아야 한다.

땀을 지휘하는 수십 조 마리의 장내 미생물

장내 미생물은 땀샘을 조율하는 보이지 않는 지휘자다. 우리의 장 속에는 약 1.5~2킬로그램에 달하는 수십조 마리의 미생물이 살고 있다. 이들은 단순히 음식 찌꺼기를 분해하는 하수처리 부서가 아니다. 오히려 호르몬과 신경 신호, 에너지 대사를 실시간으로 조율하는 거대한 생체 네트워크다. 예를 들어, 유익균이 만들어 내는 단쇄지방산은 인체의 대사 효율을 높이고, 체온을 일정하게 유지하는 데 필요한 에너지를 안정적으로 공급한다.

단쇄지방산의 생리적 효과는 이미 검증됐다. 아세트산, 프로피온산, 뷰티르산 등이 여기에 속하는데 장내 산도를 낮춰 유익균의 성장을 돕고, 대장 세포의 주요 에너지원으로 작용한다. 또한 장벽 강화, 면역 조절, 영양분 흡수 촉진 등 다양한 건강상 이점을 제공한다. 따라서 섬유질과 발효식품 섭취를 늘려 단쇄지방산 생성을 높이는 전략은 장내 마이크로바이옴의 균형과 건강에 대단히 중요한 건강 원칙이라고 할 수 있다.

또 일부 유익균은 세로토닌, GABA(감마아미노뷰티르산) 같은 신경전달물질을 합성한다. 뇌 속 신경세포가 아닌 장 속 세균이 이런 물질을 만든다는 사실은 의학자들에게조차 처음에는 충격적이었다. 이 신경전달물질들은 미주신경을 통해 자율신경계를 안정시키고, 땀샘의 열림과 닫힘이 정상적으로 작동하도록 돕는다.

따라서 장-뇌 축이 무너지면, 땀의 리듬도 흐트러질 수 있다. 장내 균형이 깨져 유해균이 우세해지면 장내 상황은 급격히 달라진다. 과도한 가스와 독소를 만드는 세균들이 장 점막을 손상시키고, 결과적으로 장-뇌 축의 연결을 흐트러뜨린다. 이 과정에서 교감신경이 불필요하게 과흥분하거나, 반대로 부교감신경이 제 역할을 못 하는 일이 벌어진다. 그에 따라 땀은 필요할 때 흐르지 않거나, 휴식 중에도 이유 없이 식은땀이 나는 불규칙한 패턴을 보이게 된다.

실제로 만성 장염, 과민대장증후군, 크론병 같은 장 질환 환자들에게서 땀 분비 이상이 자주 보고됐다. 다만 여기서 주의할 점은 장 질환이 직접적으로 땀샘을 손상시킨다는 증거는 아직 부족하다는 사실이다. 다만, 장 염증이 자율신경계의 균형을 깨뜨리고 미토콘드리아 에너지 대사를 방해함으로써 결과적으로 땀의 리듬이 흐트러진다고 보는 것이 맞을 듯싶다.

우리 몸에서 열을 생산하는 데 필요한 연료가 부족하다면 당연히 땀도 마를 수밖에 없다. 장은 음식을 흡수하는 통로에 그치지 않고 에너지를 생산하는 공장의 원료 공급처이기도 하다. 장내 염증이나 불균형은 미토콘드리아의 아데노신3인산 생성 능력을 방해한다. 아데노신3인산은 곧 열과 움직임의 근원이다. 열 생산이 줄어들면 체온이 미세하게 떨어지고, 몸은 생존 모드로 전환돼 땀샘 가동을 최소화한다. 이때 몸은 땀을 통한 열 방출보다 열을 보존하는 쪽을 우선시한다. 그 결과 운동을 해도 땀이 잘 나지 않고, 땀을 흘린 후 회복 속도 역시 느려진다. 이는 마치 연료가 부족한 엔진이 과열을 피하기 위해 회전을 최소화하는 것과 비슷하다. 땀의 부재는 에너지 공장이 고장 났음을 보여 주는 지표인 셈이다.

때로는 장내 환경이 땀의 성분까지 바꿀 수 있다. 장내 미생물이 땀의 양뿐 아니라 성분에도 영향을 준다는 사실이 이미 연구를 통해 밝혀졌다. 연구에 따르면, 식습관과 대사 상태에 따라 땀 속 암모니아, 휘발성 황화합물(VSCs) 같은 냄새 분자가 달라진다. 고단백·고지방 식이를 반복할 때 장내 부패균이 늘어나면서 땀에서도 특유의 불쾌한 냄새가 강해지는 현상이 나타날 수 있다. 반대로 발효식품과 식이섬유를 충분히 섭취하면 장내 유익균이 늘어나고, 맑고 냄새가 약한 땀이 난다. 아직은 장내 미생물의 특정 균주가 땀 냄새 성분을 직접적으로 조절한다는 결정적 연구는 부족하지만, 식이와 장내 환경이 땀의 화학적 특성에 영향을 준다는 사실만은 분명해 보인다. 장을 살리는 습관이 곧 땀의 질까지 결정하는 것이다.

장을 깨우는 생활 습관

땀을 잘 흘리기 위해서는 무엇을 해야 할까? 많은 사람이 헬스장 러닝머신이나 사우나에서 답을 찾지만, 사실 그보다 중요한 것이 장을 깨우는 생활 습관이다.

- 유익균 증식: 발효식품(김치, 요거트, 낫토)과 프로바이오틱스(채소, 해조류, 귀리)를 꾸준히 섭취한다.
- 장 점막 회복: 글루타민, 아연, 오메가3 같은 점막 보호 영양소를 보충한다.
- 염증 유발 식품 제한: 가공식품, 트랜스 지방, 설탕 섭취를 최소화한다.
- 수분과 미네랄 공급: 땀 분비와 대사를 위해 전해질 밸런스를 유

지한다.

- 규칙적인 운동: 하루 20~30분의 걷기나 가벼운 유산소 운동으로 장 연동운동을 촉진한다.

이와 같은 장 건강을 위한 생활 습관과 식습관이 소화 기능을 높이고, 장내 마이크로바이옴의 균형을 바로잡는다. 또 장-뇌 축의 원활하고 긍정적인 피드백을 도우며, 나아가 뇌에서 상당 부분을 조절하는 땀의 양과 질을 바꾸고 자율신경계의 리듬을 회복시키는 밑거름이 된다.

땀은 피부에서 갑자기 나는 것이 아니다. 그 기원은 장 속에서 이미 절반 이상 결정된다. 장이 건강하면 땀이 제때 흐르고, 투명하고 맑으며, 회복 또한 빠르다. 반대로 장이 무너지면 땀은 제때 나지 않거나 불필요하게 넘쳐흐르고, 성분마저 변질돼 불쾌한 냄새를 풍긴다.

"장은 땀의 그림자다."

오늘 우리의 밥상이 내일 흘릴 땀의 질을 결정한다. 피부 위의 땀한 방울은 장 속의 균형을 반영하는 건강의 언어다. 장을 살리는 순간, 땀은 다시 생명력 있는 신호가 된다. 장 속에 꽃을 피우면 피부 위로 건강한 땀이 흐른다.

거대한 에너지 공장과 냉각기

체온과 에너지 대사는 얼핏 별개의 영역처럼 보이지만, 그 뿌리를 추적해 들어가면 한 지점에서 만난다. 바로 장내 미생물이다. 장 속에서 살아가는 수십조 마리의 세균은 우리가 먹고 마시는 모든 것을 해석하고 변환하는 거대한 필터이자 네트워크다. 이 네트워크가 어떻게 작동하느냐에 따라 우리 몸은 열을 충분히 낼 수도 있고, 열을 내지 못해 추위에 떨 수도 있다. 에너지를 풍부하게 공급받을 수도 있고, 쉽게 지치며 무기력에 빠질 수도 있다.

체온은 단순히 따뜻함을 유지하는 문제가 아니다. 36.5℃라는 수치는 생명의 작동 온도다. 효소가 제 기능을 발휘하는 온도이자 호르몬이 적절히 분비되는 온도이며 면역세포가 최적의 속도로 움직이는 온도다.

이 균형을 유지하는 데 핵심적인 연료 중 하나가 장내 미생물이 생산하는 단쇄지방산이다. 아세트산, 프로피온산, 뷰티르산으로 대표되는 이 물질들은 장 점막 세포의 에너지원이자 간에서 포도당 대사와 지방산 산화를 촉진하는 신호로 작용한다. 이때 발생하는 대사열이 피부와 말초 혈관을 데우고 땀샘이 열릴 준비를 하게 한다.

반대로 장내 환경이 무너져 유해균이 우세해지면, 체온 조절 능력이 곧바로 약해진다. 유해균은 독소를 만들고 염증 반응을 일으키며, 이 과정에서 미토콘드리아가 아데노신3인산을 만드는 효율이 떨어진다. 열을 낼 연료가 부족해지면 몸은 땀샘을 닫아 열 손실을 최소화하는 쪽으로 전환한다. 운동을 해도 땀이 잘 나지 않고, 겨우 땀을 흘리고 나서도 회복이 더디다.

장은 또 하나의 거대한 에너지 공장이다. 우리가 소화하지 못하는 식이섬유를 분해해 에너지원으로 바꾸는 것은 장내 유익균의 몫이다. 이 과정에서 생겨나는 부산물이 근육, 간, 뇌에까지 전달돼 전신의 대사를 뒷받침한다.

특히 장내 미생물은 인슐린 감수성을 조절한다. 유익균이 풍부하면 세포가 포도당을 효율적으로 받아들여 에너지를 안정적으로 공급받는다. 하지만 장내 불균형이 심하면 인슐린 저항성이 높아지고 혈당이 불안정해져 에너지 공급이 요동친다. 에너지의 불안정성은 체온의 불안정성으로, 나아가 땀의 불규칙성으로 이어진다. 즉 땀은 단지 운동량이나 더위의 결과물이 아니라 에너지 대사의 안정성을 반영하는 생체 신호인 것이다.

체온과 땀은 장에서 시작된다

체온과 에너지 대사는 신경계와도 긴밀히 연결돼 있다. 장내 미생물은 장-뇌 축을 통해 끊임없이 뇌로 신호를 보낸다. 세로토닌, GABA 같은 신경전달물질을 합성해 미주신경을 자극하고, 교감신경·부교감신경의 균형을 조절한다. 이 균형이 유지될 때 땀샘은 놀라울만큼 정교하게 작동한다. 필요한 순간에 열리고 휴식할 때는 닫히며, 체온은 일정 범위 안에서 안정적으로 유지된다. 그러나 장내 환경이 무너지면 이 네트워크가 흔들린다. 교감신경이 과도하게 흥분해 불필요한 식은땀이 흐르거나, 부교감신경이 무기력해져 더워도 땀이 잘 나지 않는 현상이 발생한다.

이 연결은 진화의 맥락에서도 설명할 수 있다. 인류가 사바나에서 지구력 사냥을 하던 시절, 체온 유지와 에너지 공급은 생존의 양대 축이었다. 땀샘은 열을 식히는 장치였고, 장은 장시간 달릴 수 있도록 연료를 공급하는 엔진이었다. 이 두 시스템이 함께 작동했기에 인류는 혹독한 환경에서도 살아남을 수 있었다.

오늘날 문명화된 사회에서 우리는 더 이상 먹이를 쫓아 사방으로 달리지 않는다. 그러나 장과 땀의 협력 관계는 여전히 유효하다. 오히려 현대인의 잘못된 식습관과 운동 부족이 이 관계를 무너뜨리고 있다.

장내 불균형은 다양한 방식으로 드러난다. 만성 장염이나 과민대장증후군 환자들에게서는 쉽게 피로해지고 땀이 줄어드는 현상이 자주 관찰된다. 또 어떤 이들은 사소한 긴장에도 식은땀이 줄줄 흐르는데, 이는 장내 세균이 합성하는 신경전달물질의 불균형과 깊은 관련이 있다.

심지어 최근 연구에서는 장내 미생물이 체온의 서캐디언 리듬(circadian rhythm)에도 영향을 준다는 보고가 있다. 장내 세균의 활동이 일정하지 않으면, 아침에 체온이 오르지 않고 밤에 불필요하게 체온이 높아져 수면이 방해받는다. 그 결과 땀의 리듬 역시 무너진다.

장내 미생물은 단순한 소화 조력자가 아니다. 에너지 공장의 관리자이자 체온 조절실의 엔지니어다. 장이 건강하면 몸은 안정적으로 열을 만들고 그 열을 효율적으로 방출하며, 땀도 제 역할을 다한다. 반대로 장이 약하면 열 생산도, 발한도 모두 불완전해져 피로와 면역력 저하로 이어진다.

따라서 땀을 건강하게 흘리고 싶다면 땀샘이 아니라 장내 환경부터 점검해야 한다. 장 속에 유익균이 풍부하고 균형이 잘 잡혀 있을 때, 우리는 더 안정적인 체온과 에너지 대사를 유지할 수 있다. 땀은 그 건강함을 피부 밖으로 드러내 보여 주는 최고의 지표다. '장 속 미생물이 바로 체온과 에너지의 지휘자'라는 말은 이제 비유가 아니라 과학적으로도 점점 뚜렷해지고 있는 진실이다.

04

장이 흔들리면
자율신경도 흔들린다

흔히 땀을 더울 때 흘리는 수분 정도로 생각한다. 그러나 땀은 단순한 체온 조절 장치가 아니라 몸속 신경과 호르몬, 면역과 감정이 얽혀 만들어 내는 정교한 생리 반응이다. 그래서 '속은 뜨거운데 땀이 안 난다'거나 '괜히 식은땀이 난다' 같은 경험은 그저 체질의 문제가 아니라 몸 어딘가에서 균형이 무너졌다는 신호일 가능성이 크다.

그 균형의 핵심에 바로 '장'이 있다. 장은 단순히 음식물이 지나가는 관이 아니다. 뇌 다음으로 많은 신경세포가 몰려 있어 '제2의 뇌'라고 불린다. 장은 뇌와 전용 고속도로로 연결돼 있고, 장내 미생물의 상태가 그 고속도로를 따라 자율신경과 호르몬 균형에 곧바로 영향을 미친다. 따라서 장이 흔들리면 땀샘도 제 리듬을 잃는다. 장내 생태계가 교란되면 다음과 같은 일이 일어난다.

장 불균형은 땀샘의 리듬을 어떻게 무너뜨리는가

첫째, 염증이 교감신경을 '과속 모드'로 만든다.

장을 지켜 주는 유익균이 줄고 해로운 균이 늘어나면, 장벽이 무너지면서 미세한 독소가 혈액으로 스며든다. 몸은 이를 침입자로 인식하고 면역계에서 경보를 울린다. 그 순간 교감신경이 가속 페달을 밟듯 비상 모드로 달리기 시작한다. 심장이 빨리 뛰고 혈압도 높아지지만, 땀샘에는 의외로 '닫힘' 신호가 전달된다. 싸워야 하는 순간 열을 빼앗기지 않으려는 몸의 본능 때문이다. 문제는 이런 상태가 잠깐으로 끝나지 않는다는 점이다. 장에서 비롯된 만성 염증은 교감신경을 계속 과속 상태로 몰아넣고, 땀샘은 점점 반응을 잃는다. 결국 열이 몸 안에 갇히고 피로감이 쌓인다.

둘째, 스트레스 호르몬이 땀샘의 리듬을 깨뜨린다.

장은 스트레스 호르몬과도 깊이 연결돼 있다. 장내 환경이 나빠지면 코르티솔과 아드레날린 같은 호르몬이 만성적으로 높아진다. 이 호르몬은 본래 몸을 지키는 경보 역할을 하지만, 지나치게 많아지면 땀샘을 정교하게 조율하는 부교감신경의 힘을 빼앗는다. 그 결과 꼭 필요한 순간에 땀이 잘 나지 않거나 필요 없는 순간에 괜히 식은땀이 흐르는 이상 현상이 생긴다. 실제로 장이 예민한 과민성 장 증후군 환자들이 땀 문제를 호소하는 경우가 많은 것도 이런 이유에서다.

셋째, 혈류가 막혀 땀샘이 굶는다.

교감신경이 흥분하면 혈관이 조여져 피부로 향하는 혈류가 줄어든다. 땀샘은 혈액이 전해 주는 열과 영양분을 바탕으로 움직이는데, 이 공급이 막히면 땀이 잘 나지 않는다. 흔히 얘기하는 '속은 뜨겁지만 땀이 안 나는' 상황이다. 특히 중년 이후 심혈관계가 약해지면 이런 현상이 더 두드러진다. 단순히 땀샘이 노화한 문제가 아니라 장내 염증과 혈류 차단이 겹쳐 나타나는 복합적 신호로 볼 수 있다.

넷째, 장의 불균형이 피부까지 망가뜨린다.

최근에는 장과 뇌뿐 아니라 피부까지 연결된 '장-뇌-피부 축'이라는 개념도 주목받고 있다. 장내 환경이 나빠지면 피부 장벽이 약해지고 감각이 예민해진다. 이때 교감신경은 작은 자극에도 쉽게 흥분하고, 땀샘은 제멋대로 열리고 닫히며 불안정해진다. 여드름이나 아토피 같은 피부 질환이 장내 불균형과 함께 나타나는 것도 이와 무관하지 않다.

땀이 잘 안 나거나 식은땀이 잦은 현상은 단순한 체질 문제가 아니다. 장에서 시작된 불균형이 교감신경과 호르몬, 혈류, 피부까지 전신을 흔든 결과다. 교감신경이 브레이크 없이 달리고 부교감신경이 제 역할을 하지 못하면서 땀샘이 본래의 리듬을 잃어 가는 것이다. 따라서 땀샘을 살리고 싶다면 먼저 장을 안정시켜야 한다. 장내 미생물 균형이 회복돼야 교감신경의 불필요한 흥분이 가라앉고 부교감신경이 회복력을 되찾는다. 그때 비로소 땀샘도 본래의 리듬을 회복해 몸이 열과 에너지를 건강하게 순환시킬 수 있다.

장, 뇌, 피부를
건강하게 만드는 유산균

유산균을 흔히 소화에 좋은 보조제 정도로 생각한다. 아침마다 요거트를 챙겨 먹거나 장이 불편할 때 캡슐을 복용하는 것도 소화를 돕기 위해서인 경우가 많다. 그러나 최근 연구들은 유산균이 소화를 돕는 데 그치지 않고 땀 반응과 자율신경 조절에도 중요한 역할을 한다는 사실을 보여 준다.

그 핵심이 바로 '장-뇌-피부 축'이다. 장과 뇌 그리고 피부가 보이지 않는 통신망처럼 연결돼 있다는 개념이다. 이 축이 안정적으로 작동하면 땀샘이 제 역할을 충실히 해내지만, 균형이 무너지면 땀샘은 마치 고장 난 스위치처럼 엉뚱한 순간에 닫히거나 열린다.

유산균은 단순히 음식 찌꺼기를 발효시키는 세균이 아니다. 장 속에서 발효 과정이 이뤄질 때 이들은 단쇄지방산, 트립토판 대사물, GABA와 같은 신경전달물질의 원료를 생산한다. 이 물질들은 장벽을 통과해 혈액을 타고 뇌까지 이동한다. 유산균이 장에서 신경계가 사용할 '언어 재료'를 만들어 내는 셈이다. 이런 언어가 풍부할수록 부교감신경이 안정적으로 작동해 땀샘의 개폐 리듬이 매끄럽게 이어진다. 반대로 장내 유해균이 많으면 이런 신경 언어가 부족해지고, 땀샘은 필요할 때 열리지 않거나 반대로 엉뚱한 순간에 작동한다.

유산균을 먹으면 건강한 땀이 나온다

장이 건강하면 피부도 덩달아 편안하다. 장내 유산균은 면역세포의 과민 반응을 억제하고 전신 염증을 줄인다. 이는 곧 피부에도 직접적인 영향을 준다. 실제로 특정 유산균, 예컨대 락토바실러스 플란타룸(Lactobacillus plantarum)이나 비피도박테리움 브레브(Bifidobacterium breve) 등은 피부 장벽을 강화하고 발한 패턴을 안정화한다는 연구 보고가 있다. 쉽게 말해, 외부 자극에 피부가 과도하게 민감해지지 않도록 막아 주는 것이다. 그래서 더운 날씨나 운동 중에도 불필요한 식은 땀이 줄고 땀이 고르게 배출된다. 한쪽은 땀이 흐르는데 다른 쪽은 건조한 듯한 비대칭 발한 현상도 완화되는 것으로 알려져 있다.

유산균은 담즙산 대사를 돕고, 나아가 갈색 지방의 활성을 높여 열 발생을 촉진한다. 열이 적절히 생성되면 땀샘이 자연스럽게 반응해 체온을 일정하게 유지한다. 반대로 장내 환경이 나쁘면 열 생산 능력이 떨어져 체온이 쉽게 출렁인다. 땀도 불규칙하게 나면서 '춥다가 더워지고, 땀이 났다가 멈추는' 불안정한 상태가 반복된다. 이는 불쾌감을 넘어 에너지 소모와 회복의 균형을 무너뜨리는 요인이 된다.

시험이나 발표를 앞두고 손에 땀이 흥건해지거나, 사람들 앞에 설 때 등줄기를 타고 식은땀이 흐르던 경험을 누구나 해 봤을 것이다. 이때 작동하는 것이 '시상하부-뇌하수체-부신 축'이다. 장내 유산균 균형이 잘 잡혀 있으면 이 축이 지나치게 활성화되지 않는다. 그래서 불필요한 긴장성 발한이 줄고 마음이 조금 더 안정된다. 이는 땀을 줄이는 문제를 넘어 대인관계나 사회적 상황에서 자신감을 높여 주는 작은 심리적 버팀목이 되기도 한다. 유산균 섭취는 장 건강 차원의 문제만이 아니다. 장-뇌-피부 축을 통해 자율신경을 조율하고, 땀샘 반응을 최적화하며, 체온을 안정적으로 유지하는 전신 건강 전략이다.

1일 1땀을 실천하기 위해서는 운동, 수분 섭취, 수면, 스트레스 관리도 중요하지만 장내 미생물의 균형이 바탕이 돼야 한다. 유산균은 그 균형을 잡아 주는 보이지 않는 조력자다. 따라서 꾸준한 유산균 섭취와 장내 환경 개선은 땀의 리듬을 회복하는 데 필수적인 조건으로 고려할 가치가 있다.

5장

·

잠이 깊어져야
땀이 건강해진다

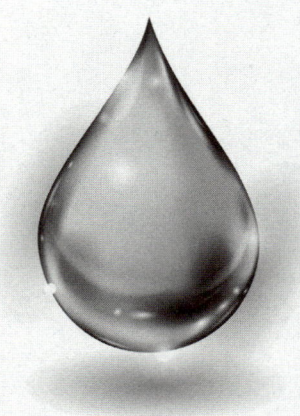

자는 동안 나오는 땀이
내일의 컨디션을 결정한다

우리는 종일 우리 몸이 똑같은 체온을 유지하는 것처럼 느끼지만 실은 그렇지 않다. 물론 별다른 움직임이 없을 때 체온계를 몸에 가져다 댄다면 아마도 자신이 익히 알고 있는 그 체온, 36℃ 후반에서 37℃ 언저리의 숫자가 나올 것이다.

하지만 이는 어쩌면 착각일 수 있다. 체온은 하루 중에도 많은 변화를 겪기 때문이다. 상황과 조건에 따라 우리 몸의 온도는 미묘한 오르내림을 반복할 뿐만 아니라 단순한 감정 변화만으로도 큰 변화가 생길 수 있다. 우리 안에는 생체시계, 즉 서캐디언 리듬이 존재한다. 이 리듬은 몸의 시간을 조절하면서 낮에는 에너지를 끌어올리고, 밤에는 휴식을 준비하는 과정을 반복한다. 당연히 체온도 이 서캐디언 리듬에 따라 일정한 변화 곡선을 그려 낸다.

낮 동안은 교감신경이 활발히 작동한다. 심장이 조금 더 빠르게 뛰고, 근육은 끊임없이 미세한 긴장을 유지한다. 장기들도 바쁘게 음식을 소화하고 에너지를 소비한다. 그러면서 체온이 서서히 오른다. 하지만 해가 지고 어둠이 내리면 상황이 반전된다. 뇌 속 송과체에서 멜라토닌이 분비되기 시작하면서 체온이 조금씩 내려간다. 통상 0.5~1℃ 정도 낮아져 잠들기 적절한 상태가 된다.

우리가 잠든 동안 일어나는 일

체온이 내려가는 과정에서 나타나는 것이 바로 '미세 발한'이다. 피부에서 눈에는 보이지 않을 만큼 아주 적은 양의 땀이 흘러나온다는 말이다. 이 땀은 체온을 조금 더 안정적으로 떨어뜨려 몸이 깊은 휴식 상태에 들어갈 수 있도록 돕는다. 쉽게 말해, 이 땀이 잠의 출입문 역할을 하는 것이다. 미세 발한이 제대로 이뤄지지 않으면 깊은 잠에 들기 어렵고, 그러면 당연히 신체의 회복과 재생도 어려워진다.

그런데 수면 단계마다 체온과 땀의 양은 조금씩 다르게 나타난다.

- 입면 초기(NREM 1~2단계): 말단 혈관이 확장돼 열을 내보내기 시작한다. 이때 아주 얇은 수분 막이 피부에 깔리고, 그 막이 증

발하면서 체온이 서서히 하강한다. 즉 먼저 손과 발이 따뜻해졌다가 체온이 서서히 내려간다. 입면 초기란 비렘수면으로도 불리는데, 1단계(N1)에서 2단계(N2)로 이어지는 얕은 수면 상태다. 이 초기 비렘수면 단계를 거쳐 약 90분 후에 렘수면이 나타나며, 수면 중에는 이 얕은 잠과 깊은 잠(slow wave sleep, 서파수면) 주기가 반복된다.

- 깊은 수면(NREM 3단계): 이 단계에서는 체온이 하루 중 가장 낮은 지점에 도달한다. 땀은 거의 멈추고, 그 대신 혈류가 세포 곳곳으로 퍼져 집중적으로 회복을 진행한다. 성장호르몬도 이때 가장 활발히 분비된다. 이 성장호르몬 덕분에 노화 작용이 잠시 멈추고 온몸이 회복과 재생 모드로 바뀐다.

- 렘수면(REM): 이 단계에 들어서면 뇌가 깨어 있을 때만큼 활발하게 움직인다. 하지만 체온 조율 기능은 일시적으로 둔화된다. 그래서 이불이 두껍거나 방이 덥다면 갑작스럽게 땀이 나기도 하고, 반대로 방이 서늘하다면 체온이 급격히 떨어지면서 오한이 생기기도 한다.

자는 동안 몸의 변화 과정은 뇌, 자율신경, 호르몬이 얼마나 균형을 이루고 있는지에 따라 달라질 수 있다. 건강한 사람이라면 정상적인 수면 리듬을 보이겠지만, 몸 어딘가에 문제가 생긴 사람은 편안한 수면을 이루지 못해 잠이 주는 회복 에너지를 취할 수 없게 된다.

편안한 잠을 위해서는 수면 환경이 대단히 중요하다. 침실 온도가 18~20℃ 선에서 유지될 때 체온 저하와 미세 발한이 자연스럽게 이뤄져 숙면에 이상적인 상태가 된다. 그러나 방이 덥거나 습하면 체온이 충분히 내려가지 못하면서 밤새 뒤척이게 되고, 불필요한 식은땀이 흐르며, 깊은 수면 시간 역시 줄어든다. 반대로 침실이 추우면 말초 혈관이 수축해 발한이 억제되고, 체온이 과도하게 낮아져 숙면을 취하기 어려워진다. 밤 동안의 미세 발한은 수면의 질을 결정짓는 대단히 중요한 축이다.

흥미로운 사실은 수면 중 발한 패턴이 다음 날 컨디션을 좌우한다는 사실이다. 땀을 지나치게 많이 흘리면 아침에 두통이 오거나 탈수 증상이 나타난다. 밤새 수분과 전해질이 손실됐기 때문이다. 반대로 땀이 거의 나지 않았다면 건강 문제를 경고하는 단서가 된다. 이미 체온 조절 능력과 자율신경 리듬이 약해졌거나 대사가 둔화됐다고 볼 수 있다.

체온과 수면의 리듬을 건강하게 유지하려면 잠을 준비하는 체계적이고 과학적인 습관이 필요하다. 잠들기 전 강한 조명과 전자기기를 줄여 멜라토닌이 자연스럽게 분비되도록 하고, 침실은 적정 온도와 습도를 유지하며, 자기 전 충분히 환기해 공기 질을 높여야 한다. 낮에는 햇볕을 충분히 쬐고 적당히 움직이며 자율신경의 리듬을 안정시켜야 한다.

스트레스가 많거나 불안도가 높은 사람 역시 땀을 많이 흘릴 수 있다. 심박수가 증가하고 특정 호르몬이 분비되는 등 생리적인 변화가 일어나면서 땀 분비가 늘어나기 때문이다. 불편한 심리 상태 때문에 잠들기 어렵고 자주 악몽을 꾼다면 스트레스 관리가 우선이다. 알코올 섭취는 심박수를 더 빠르게 하고 기도를 이완시켜 숨을 쉬기가 어렵게 해 체온을 높일 수 있으므로, 스트레스를 푸는 수단으로 알코올을 섭취하는 것은 오히려 수면의 질을 떨어뜨린다. 장기적으로는 더 심한 스트레스를 불러올 수도 있다.

특정 약물을 복용하는 것 역시 땀 분비를 늘릴 수 있다. 항우울제, 당뇨약, 칼슘, 니아신 등을 함유한 건강 보조 식품이나 진통제 등이 그 예다. 이런 약을 복용 중인데 수면 문제가 생겼다면, 의사와 상담해 복용량을 줄이거나 다른 약을 먹어 볼 필요가 있다.

호르몬 변화도 수면 장애의 원인일 수 있다. 여성은 생리 주기의 영향을 받거나 폐경 때문에 땀이 늘어날 수 있다. 다만, 갱년기 여성이 불면증 치료제를 복용하면 식은땀이 줄어든다는 연구가 있으니 의사와 상담해 보자. 그 밖에 저혈당, 갑상샘 기능 항진증 등의 호르몬 질환, 박테리아 감염, 위식도역류 질환, 류머티즘성관절염, 백혈병, 암 등 특정 질환도 땀을 늘릴 수 있으니 이런 점 역시 고려할 필요가 있다.

나는 건강한 잠을
자고 있나?

멜라토닌은 흔히 '잠을 부르는 호르몬'으로 알려져 있다. 하지만 실제로는 훨씬 더 복잡하고 정교한 역할을 맡고 있다. 뇌 속 송과선에서 분비되는 이 작은 분자는 졸음을 유도하는 데 그치지 않고, 마치 오케스트라의 지휘자처럼 자율신경계의 밤낮 리듬을 조정한다. 멜라토닌은 교감신경과 부교감신경이 따로 움직이지 않도록 그 경계를 부드럽게 이어 주는 가교 역할을 한다.

낮 동안 우리 몸에서는 교감신경이 우세하다. 몸은 바쁘게 깨어 있어야 하고, 뇌와 근육은 에너지를 쏟아내며 움직인다. 심박수는 높아지고, 혈압은 올라간다. 열 발생도 활발하다. 말 그대로 에너지 소비

모드다. 하지만 해가 지고 주변이 어두워지면, 이 흐름이 바뀌기 시작한다. 시신경으로 들어오는 빛 자극이 급격히 줄어들면, 시상하부의 시교차상핵(SCN)은 낮이 끝났다는 신호를 감지한다. 그 순간 송과선이 반응해 멜라토닌 분비가 시작된다.

혈액 속에서 멜라토닌 농도가 서서히 높아지면, 교감신경의 활동은 가라앉는다. 그 대신 부교감신경이 전면에 나서면서 밤의 리듬을 만들어 낸다. 심장 박동이 느려지고, 말초 혈관이 확장되며, 체온은 0.5~1℃ 정도 떨어진다. 단순히 피곤해서 잠드는 것이 아니라 멜라토닌이라는 신호가 자율신경의 스위치를 바꿔 주는 것이다.

멜라토닌과 땀의 상관관계

이 과정에서 특히 흥미로운 부분은 땀샘 활동의 변화다. 교감신경은 에크린샘을 직접 지배한다. 낮 동안 체온이 오르면 교감신경은 땀샘에 명령을 내려 적극적으로 발한을 유도한다. 하지만 멜라토닌이 분비되기 시작하면 교감신경의 '열 방출 모드'가 변화하고, 그 대신 부교감신경이 체온을 미세하게 낮추는 방식으로 작동한다. 그때 나타나는 것이 미세 발한이다. 눈에 보이지 않을 정도의 얇은 땀 막이 피부에 형성돼 과도한 열 손실 없이 체온을 최적의 수면 상태로 조율한다. 마치 정교한 온도 조절 장치처럼 땀이 깊은 잠을 초청하는 것이다.

문제는 멜라토닌이 제때 분비되지 않을 때 발생한다. 스마트폰, 컴퓨터, TV 같은 전자기기에서 나오는 블루라이트가 이 리듬을 무너뜨린다. 눈이 여전히 빛을 인식하면, 시교차상핵은 아직 낮이라고 착각한다. 이 신호가 계속 들어오면 멜라토닌이 제대로 분비되지 않는다. 그러면 교감신경의 긴장 상태가 밤까지 이어지고, 심박수는 내려가지 않으며, 체온 하강도 매끄럽게 이뤄지지 못한다. 결국 미세 발한이 방해받아 깊은 수면으로 진입하는 과정이 지연된다. 다음 날 아침 머리가 무겁고 몸이 찌뿌둥한 이유가 여기에 있다.

반대로 멜라토닌이 충분히 분비되면 이야기는 달라진다. 자율신경의 주·야간 교대가 매끄럽게 이어지고, 체온과 땀의 리듬이 안정적으로 유지된다. 실제 연구에서도 멜라토닌 수치가 높은 사람일수록 심박변이도가 좋아지고 부교감신경 활성도가 증가하는 것으로 나타났다. 이는 곧 멜라토닌이 단순히 수면을 유도하는 물질이 아니라 자율신경 전체를 '리셋'하는 버튼이라는 뜻이다.

그렇다면 어떻게 해야 이 리듬을 건강하게 유지할 수 있을까? 답은 빛과 시간 그리고 규칙에서 찾을 수 있다.

- 저녁 시간에는 빛을 줄여야 한다. 잠들기 2~3시간 전부터는 강한 조명과 전자기기 사용을 피해야 한다. 멜라토닌이 자연스럽게 분비될 수 있도록 환경을 어둡게 하는 것이 핵심이다.
- 낮에는 햇볕을 충분히 쬐어야 한다. 햇볕을 통해 시교차상핵이

낮과 밤을 명확히 구분할 수 있어야 밤에 멜라토닌이 안정적으로 분비된다. 낮 동안 햇볕을 쬔 시간이 밤 동안 수면의 질을 결정한다.

- 수면과 기상 시간을 규칙적으로 지켜야 한다. 매일 조금씩 달라지는 생활 리듬은 생체시계를 혼란스럽게 한다. 같은 시간에 자고 같은 시간에 일어나는 습관이 멜라토닌 리듬을 안정화하는 최선의 방법이다.

멜라토닌은 보이지 않는 지휘자다. 땀의 리듬과 자율신경의 스위치를 동시에 조율하면서 몸이 밤을 회복의 시간으로 만들 수 있도록 돕는다. 이 작은 호르몬의 흐름을 존중하는 것이야말로 깊은 수면과 다음 날의 활력을 보장하는 가장 확실한 길이다. 밤의 멜라토닌을 지켜 내는 습관이 곧 삶 전체의 리듬을 바꾸는 힘이 된다.

03

밤에 나오는
미세 발한의 역할

　대부분 사람은 땀을 운동이나 무더위와 연결 짓는다. 한여름 이마에 맺히는 땀방울, 격렬한 운동 후 등에 줄줄 흐르는 땀, 사우나에서 쏟아지는 땀 같은 것을 먼저 떠올린다. 하지만 우리 몸은 항상 땀을 흘리고 있다. 심지어 우리가 깊이 잠든 밤에도 땀은 끊임없이 흐른다. 다만, 밤에 흘리는 땀은 낮에 흘리는 땀과는 전혀 다른 성격을 지닌다. '밤의 땀'은 체온 조절 역할을 한다기보다는 우리 몸의 회복과 밀접하게 연결돼 있다.

　낮에 흘리는 땀은 주로 방어적인 성격을 띤다. 운동이나 외부 온도로 체온이 올라가면, 교감신경이 에크린샘을 자극한다. 이때의 땀은 빠르게 증발하면서 열을 방출해 몸을 시원하게 만들어 준다. 낮의 땀은 몸을 과열로부터 보호하기 위한 안전장치에 가깝다.

하지만 밤의 땀은 다르다. 해가 지고 멜라토닌이 분비되면 우리 자율신경계의 흐름 또한 서서히 바뀐다. 낮 동안 우위를 차지하던 교감신경은 한발 물러나고 부교감신경이 활성화된다. 심장은 차분해지고, 혈압은 안정되며, 체온은 0.5~1℃가량 내려간다. 이 체온 하강은 깊은 잠, 특히 서파수면에 들어가기 위한 필수 조건이다. 그리고 바로 이 순간, 피부 표면의 땀샘이 미세하게 열린다. 줄줄 흐르는 땀이 아니라 눈에 보이지 않을 정도로 얇게 스며 나오는 미세 발한이 진행되는 것이다.

미세 발한은 일단 수면 온도를 정교하게 유지한다. 마치 자동 난방장치처럼, 열을 너무 빼내지도 너무 남기지도 않도록 적절하게 조절해 체온을 미세하게 조정한다. 수면 중 미세 발한은 체온이 양극단에 이르는 것을 막아 안정 구간에 머물도록 온도 조절기 역할을 한다.

밤에 흘리는 땀은 회복을 돕는다

밤에 흐르는 땀에는 또 다른 기능도 있다. 수면 중에는 성장호르몬이 활발히 분비되고, 세포 복구와 재생이 집중적으로 이뤄진다. 그 과정에서 발생하는 열과 대사 부산물 일부가 피부를 통해 배출되는데, 미세 발한이 그 배출구 역할을 해 준다. 이 작은 땀방울이 체온 조절

뿐만 아니라 세포 회복 과정의 부산물 정리까지 담당하는 것이다.

여기서 중요한 점은 수면 중 흐르는 땀이 자율신경계의 건강 상태를 알려 주는 거울 역할을 한다는 사실이다. 교감신경에서 부교감신경으로의 전환이 매끄럽지 않으면, 새벽녘에 갑자기 식은땀이 터져 나오거나 반대로 땀이 전혀 나지 않는 증상이 나타날 수 있다. 이런 불균형은 체온 항상성이 깨졌다는 의미이고, 수면의 질이 떨어졌다는 실질적 경고다. 실제로 불면증이나 수면 무호흡증 환자 중 상당수가 이런 비정상적 발한 패턴을 보인다.

'잠자는 동안에도 땀을 흘린다'는 말은 단순히 생리적 현상에 대한 설명을 넘어선다. 몸이 낮의 긴장에서 벗어나 회복 모드로 전환됐다는 증거이자, 자율신경과 체온 조절 시스템이 정상적으로 작동하고 있다는 신호다. 눈에 보이지 않는 이 리듬을 땀이 견실하게 지켜 준 덕분에 깊은 수면, 원활한 세포 재생, 다음 날 아침의 에너지 회복으로 이어질 수 있는 것이다.

밤에 흘린 땀 한 방울은 단순히 피부 위에서 사라지는 수분이 아니다. 몸이 나를 살리고 있다는 증거, 내일을 준비하는 조용한 박동이다. 우리는 흔히 낮의 땀을 건강의 지표로 삼지만, 사실 진짜 회복의 열쇠는 보이지 않는 밤의 땀이다.

04

밤에 나쁜 땀을
흘린다면

밤에 나는 땀이 모두 건강함을 알리는 신호일까? 그렇지 않다. 똑같이 수면 중 흘리는 땀이라도 상황에 따라 전혀 다른 이야기를 할 수 있다. 어떤 땀은 깊은 잠의 리듬 속에서 몸을 회복으로 이끌지만, 어떤 땀은 자율신경의 불안정이나 호르몬의 급격한 변동 또는 수면 부족의 흔적을 보여 주는 신호가 될 수 있다. 특히 수면 부족이 만든 땀, 교감신경 과흥분으로 인한 식은땀, 새벽녘에 터져 나오는 땀은 건강하게 숙면을 취할 때 나는 땀과는 전혀 다르다. 그 차이를 제대로 이해할 수 있을 때 건강한 땀의 리듬도 회복할 수 있다.

건강하지 않음을 알리는 밤의 땀은 다음과 같이 몇 가지 신체 증상과 함께 연결하면 쉽게 판별해 낼 수 있다.

건강하지 않은 땀이란?

첫째, 수면 부족이 만든 땀: 불안정한 리듬의 산물

잠이 짧거나 중간에 자꾸 끊기는 얕은 수면은 자율신경계를 흔들어 놓는다. 원래라면 깊은 수면 단계에서 교감신경이 물러나고 부교감신경이 몸을 회복 모드로 이끌어야 한다. 그런데 수면이 부족하면 교감신경이 여전히 과도하게 작동하면서 체온 하강 리듬을 방해한다. 그러면 체온이 내려갔다가 다시 오르는 식으로 들쭉날쭉해지면서 땀샘의 패턴도 불규칙해진다.

이때 흘리는 땀은 숙면 중의 미세 발한과는 확연히 다르다. 갑자기 땀이 확 많아졌다가 금세 사라지거나, 아예 나지 않기도 한다. 주로 목덜미, 가슴, 등 부위에 끈적한 땀이 남아 아침에 일어나면 피부가 축축하고 기분 역시 개운치가 않다. 땀이 흐른 자국이 눈으로도 확인되거나, 흐르다 만 '잔 땀'이 피부에 남아 있을 때가 많다. 이런 땀은 몸이 회복 중이라는 증거가 아니라 수면의 질이 무척 불안정하다는 신호로 받아들여야 한다.

둘째, 식은땀: 교감신경의 경보음

식은땀은 말 그대로 차가운 땀이다. 피부가 서늘한데도 땀이 맺히는 현상은 정상적인 체온 조절과는 아무런 상관이 없다. 오히려 교감신경이 위기 상황을 인식했을 때 발동되는 '투쟁 또는 도피(fight or flight)' 반응의 결과라고 봐야 한다.

악몽을 꾸거나, 스트레스 호르몬(코르티솔, 아드레날린)이 급격하게 상승하거나, 혈당이 갑자기 떨어질 때 이와 같은 식은땀이 흐른다. 손바닥이나 발바닥, 이마, 겨드랑이에서 잘 나타나며 차갑고 불쾌한 촉감이 특징이다. 체온을 낮추기 위해 나는 땀이 아니라 자율신경의 과잉 경보가 만들어 낸 비정상적인 땀이다.

밤마다 식은땀을 흘린다면 큰 문제가 아닐 수 없다. 밤마다 이렇게 땀이 터져 나온다면 심각한 스트레스에 노출되고 있다는 증거이며, 다음 날 몸이 충분히 회복되지 못한 채로 잠에서 깰 수밖에 없다. 이때는 수면의 질이 나빠지고, 다음 날 피로와 집중력 저하가 눈에 띄게 심해진다. 즉 식은땀은 신체가 "나는 아직 스트레스와 싸우는 중이야"라고 말하는 것이다.

셋째, 새벽에 흘리는 건강하지 않은 땀: 리듬의 붕괴

정상적인 수면 발한은 주로 잠든 직후 서파수면 단계에서 나타난다. 그런데 새벽녘에 과도하게 땀이 난다면 매우 심각하게 받아들일 필요가 있다. 왜 새벽녘에 땀을 흘리는 것일까? 원래 이때는 멜라토닌이 줄고 코르티솔이 오르기 시작하는 '기상 준비 구간'이다. 이런 전환이 천천히 진행돼야 하는데, 호르몬 변화가 비정상적으로 급격하게 이뤄지면 심부 체온이 갑자기 올라간다. 그러면 전신에 큰 땀방울이 맺히거나 이불이 젖을 정도의 발한이 일어날 수 있다.

물론 이런 발한의 원인은 무척 다양하다. 야간 저혈당처럼 혈당이 불안정할 때, 만성 염증 반응이 심할 때, 폐경기나 호르몬 불균형이 있을 때, 갑상샘 기능이 과도하게 올라갔을 때 또는 수면 무호흡증이 있을 때 이런 현상이 자주 나타난다. 이때의 땀은 뜨겁게 느껴지기도 하고, 식은땀과 섞여 묘한 불쾌감을 남기기도 한다. 어떤 경우든 새벽 발한은 몸 전체 대사와 호르몬의 균형이 무너졌다는 시급한 경고음으로 받아들여야 하며, 최대한 빨리 병원을 방문해 원인을 찾아내야 한다.

건강하지 않은 수면 발한과 건강한 숙면 발한의 구별법

그렇다면 수면 중 발한이 건강한지 아닌지를 어떻게 구별할 수 있을까? 건강한 수면 발한은 잠든 후 1~3시간 만에 도달하는 깊은 서파 수면에서 주로 나타난다. 피부가 따뜻하고 편안한 온도에서 미세한 땀이 피부를 촉촉하게 적시는 정도로, 땀이 났는지를 거의 느끼지 못할 수준에서 이뤄진다. 당연히 아침에 일어났을 때도 기분이 개운하고 상쾌하다.

반대로 수면 부족, 식은땀, 새벽 발한은 일정하지 않고 불규칙적이다. 땀이 갑자기 많아졌다가 사라지기를 반복하는데, 주로 새벽 시간에 집중돼 나타난다. 피부가 차갑거나 과도하게 뜨거워지고, 느낌도 불쾌하다. 아침에 일어나면 이불이 젖어 있을 때가 많고, 피곤함이 계속 남을 때가 많다.

정상 발한은 몸의 회복 과정이지만 비정상 발한은 자율신경 불안정이나 혈당·호르몬 이상 같은 문제를 드러내는 것이므로, 이 둘의 차이를 명확히 이해해야 한다.

수면 중의 땀은 그 자체보다 '언제, 어떻게, 어떤 맥락에서' 흘리는지가 중요하다. 건강한 발한은 깊은 수면과 회복을 이끄는 동반자다. 그러나 수면 부족이 만든 땀, 교감신경의 경보가 터뜨린 식은땀, 새벽에 갑자기 솟구치는 땀은 오히려 회복을 방해하는 적신호다.

밤에 흘린 땀방울 하나에도 몸의 이야기가 담겨 있다. 그것이 숙면의 리듬을 보여 주는 조용한 박동인지 아니면 무너진 자율신경의 외침인지를 구별해 낼 때, 우리는 자신의 수면과 건강 상태를 훨씬 더 정확히 이해할 수 있다.

6장

·

마음이 풀려야
땀샘이 열린다

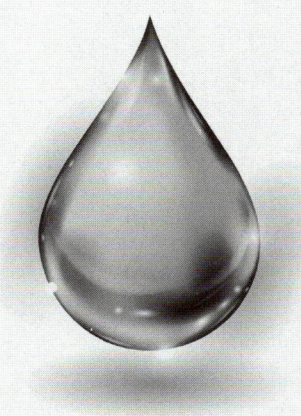

01

넬슨 만델라가
감옥에서 흘린 땀 27년 치

넬슨 만델라는 20세기 최고의 정치지도자 가운데 한 사람으로, 전 세계의 민주주의와 평화에 지대한 업적을 남겼다. 그의 인생 역정은 파란만장했다. 그는 인권변호사가 된 후, 남아프리카공화국의 인종차별 정책에 맞서 싸우다가 투옥돼 무려 27년 동안이나 감옥 생활을 해야 했다. 1990년에야 비로소 석방됐으며, 남아공 최초의 흑인 대통령으로 선출됐다.

그런데 무려 27년이나 되는 수감 생활에도 그는 건강을 잃지 않고 강한 체력을 유지했다. 석방됐을 때 이미 72세였음에도 놀라울 정도로 넘치는 활력을 자랑해 많은 사람의 감탄을 자아냈다. 그 비결은 매일 땀 흘리는 견실한 루틴에 있었다.

만델라는 좁은 감방에서도 운동을 멈추지 않았다. 그는 자서전《자유를 향한 머나먼 길》에서 "운동은 내 좌절을 풀어내는 통로였고, 정신의 평화를 지키는 수단이었다"라고 회고했다. 정신의 평화가 건강한 신체에서 비롯한다는 사실을 상기시키는 말이다.

그가 감옥에서 행한 운동 루틴은 무척 체계적이었다. 로벤섬과 프리토리아 교도소 등 여러 감옥을 옮겨 다니면서도 자신의 운동 루틴을 엄수했다. 그는 늘 제자리 달리기와 맨몸 운동으로 하루를 시작했다. 자서전에 기술한 그의 운동 루틴은 다음과 같다.

- 제자리 달리기: 매일 아침 30~45분
- 푸시업(손끝으로): 100회
- 윗몸일으키기: 200회
- 깊은 무릎 굽힘 운동: 50회
- 스트레칭 및 맨몸 운동: 팔굽혀펴기, 스쿼트 등

다만 월요일부터 목요일까지는 이 루틴대로 운동하되, 금요일부터 주말까지는 휴식일로 삼았다. 필시 이는 운동과 근육 성장의 리듬을 따른 것이라고 볼 수 있다.

몸과 마음을 단련하는 땀

운동은 심신을 치유한다. 특히 정신을 회복하고 활력을 부여하는 최선의 방책이다. 만델라는 "운동은 내 감정의 파도를 다스리는 닻"이라고 했다. 운동이 가진 최고의 이점 역시 스트레스를 다스리고 감정을 안정적으로 조절해 주는 것이다. 그의 이런 운동 루틴은 80세가 넘어서도 좀처럼 흐트러지지 않았고, 그는 운동이야말로 마음의 평화를 가져다주는 최고의 선물이라고 여겼다.

그의 이런 운동 루틴은 몸 쓰기에 대한 남다른 관점에서 비롯됐다. 그는 몸을 쓰는 것을 결코 부정적으로 바라보지 않았다. 감옥 생활 동안 중노동을 해야 하는 시간이 무척 많았는데, 모든 수감자가 불평불만을 쏟아냈지만 그만은 달랐다. 그는 "이렇게 노동하는 시간에는 하늘을 바라보고 새소리를 들을 수 있었고, 노동은 나의 건강을 유지해 주는 소중한 시간이었다. 나는 그때마다 인내와 희망을 경작하며 모든 것에 감사했다"라고 회고했다. 그런 마음가짐 덕에 항상 반가운 마음으로 땀 흘려 일할 수 있었다.

어쩌면 최악의 상황이었을 시간에도 그는 자신을 잃지 않고 신체와 정신을 지키기 위해 초인적인 평정심을 유지했다. 땀이 정신을 건강하게 하고, 건강이 다시 놀라운 정신력으로 이어진다는 진실을 그에게서 다시금 배울 수 있다. 만델라는 땀을 통해 정신을 창조했고 그 정신은 아프리카의 평화와 인권을 키우는 밑거름이 됐다.

02

속은 뜨겁지만
땀은 나지 않는 몸

땀은 스트레스와도 밀접한 관계가 있다. 스트레스는 심리적인 불편감이나 감정의 기복에서 끝나지 않는다. 신경계 깊숙이 파고들어 교감신경과 부교감신경의 섬세한 균형을 무너뜨리고, 급기야 땀샘의 문을 걸어 잠그는 강력한 생리적 힘으로 작용한다. 땀이 스트레스를 표현하는 것이다. 우리가 일상에서 겪는 땀의 변화, 갑작스럽게 솟구치는 식은땀, 더워도 땀이 나지 않는 마른 땀, 아예 땀이 사라진 증상 등은 모두 그 배후에 스트레스라는 보이지 않는 손이 있다.

우리가 스트레스를 받으면 교감신경이 순간적으로 과활성화되면서 땀이 흐른다. 면접 대기실에서 손바닥이 축축해지고, 갑작스러운 위기 상황에서 등줄기를 타고 식은땀이 흐르는 것이 그런 경우다. 위험에 직면했을 때 우리 몸이 투쟁 또는 도피 반응을 보이면서 체온 상승과 혈류 증가, 호르몬 분비를 동시에 촉발해 땀이 분출되는 것이다. 하지만 이런 상황이 잦아지고 반복되면 정상적인 반응이 일어나기 어려워진다. 땀샘이 자극에 점차 둔감해져 필요할 때 제 역할을 하지 못한다. 마치 계속 울리는 경보를 듣다 보면 점차 무뎌지는 것과 같다.

땀을 막는 스트레스 호르몬 코르티솔

이 중심에 스트레스 호르몬, 특히 코르티솔이 있다. 코르티솔 분비는 단기적으로는 에너지 동원과 체온 유지에 유리하게 작용하지만, 높은 코르티솔 수치가 장기간 유지되면 시상하부-뇌하수체-부신 축이 과로에 빠지고 만다. 그 결과 발한을 조율하는 자율신경 신호가 왜곡되고 말초 혈관 수축이 빈번해진다. 피부로 가는 혈류량이 줄면서 땀샘은 열과 영양분이 부족한 상태가 되고, 종국에는 스스로 문을 닫고 만다. 몸이 뜨거워져도 피부 표면까지 열이 도달하지 못하는 '속은 뜨겁지만 땀은 나지 않는' 상태에 빠지는 것이다.

이런 일련의 과정은 심리적 회복력, 즉 회복탄력성에도 영향을 미친다. 회복탄력성이 점차 떨어지면 작은 자극에도 교감신경이 과하게 반응하고, 부교감신경이 제 역할을 하지 못하는 몸으로 변하게 된다. 부교감신경은 땀샘이 활발하게 열리고 닫히도록 유지돼야 하는 데, 이 조율 능력이 사라지면서 땀이 불규칙하게 나거나 반대로 전혀 나지 않는 상황이 생기는 것이다. 심지어 불필요한 상황에서 식은땀이 쏟아져 나오는 것도 이런 균형 상실의 결과로 볼 수 있다.

더 큰 문제는 스트레스가 단지 신경계에만 영향을 미치는 것이 아니라 호르몬, 면역, 순환 시스템 모두를 교란한다는 사실이다. 코르티솔과 아드레날린의 장기적 불균형 상태가 면역계를 억제하고 염증 반응을 증가시키는 것이다. 이는 혈관의 긴장도를 높여 피부와 땀샘으로 가는 혈류를 차단하고, 그 때문에 열 발산이 억제된다.

스트레스로 땀샘의 기능을 상실했을 때는 어떻게 해결해야 할까?

단지 스트레스 자극을 피하는 것만으로는 부족하다. 땀을 되찾기 위해서는 자율신경계의 리듬 자체를 회복해야 한다. 우선 심호흡, 명상, 점진적 근육 이완, 창의적 취미 활동 등 부교감신경을 활성화하는 활동이 필요하다. 둘째, 규칙적인 신체 활동을 해야 한다. 가벼운 유산소 운동이나 스트레칭은 근육의 수축·이완을 통해 말초 혈관을 부드럽게 열어 주고, 피부 혈류를 개선해 땀샘에 다시 활력을 불어넣는다. 셋째, 수면의 질을 높여야 한다. 깊은 수면은 시상하부-뇌하수체-부신 축의 회복과 코르티솔 패턴을 정상화하는 데 필수적이다.

이런 조치를 통해 마음이 다시 안정되면, 자율신경계 역시 제자리로 돌아올 수 있다. 교감신경이 필요한 때만 정확하게 반응하고, 부교감신경이 충분히 회복할 시간을 가질 수 있다. 이렇게 자율신경계가 회복되면 땀샘은 상황에 맞춰 열리고 닫히는 본래의 리듬을 되찾을 수 있다. 흘려야 할 때 흘리고 쉬어야 할 때 멈추는 건강한 땀의 리듬이 회복되는 것이다.

스트레스는 땀의 리듬을 망치는 주된 원인이다. 땀의 리듬을 되찾기 위해서는 마음의 평정부터 회복해야 한다. 마음과 신경, 호르몬과 혈류가 조화를 이룰 때 땀의 건강성이 살아난다.

03

어지럽고
집중력이 떨어지는 날이 많다면

갑자기 스트레스가 닥칠 때, 우리 몸은 이를 위협으로 인식하고 즉각적인 투쟁 또는 도피 반응을 보인다. 이때 교감신경이 활성화되며 심장 박동이 빨라지고, 혈압이 상승하며, 땀샘이 열려 손바닥이나 겨드랑이에 식은땀이 맺힌다. 몸이 위기 상황에 대비하기 위해 체온을 조절하고 피부를 약간 젖은 상태로 만들어 마찰을 줄이기 위한 진화의 결과물이다. 그러나 이 반응이 며칠, 몇 주, 몇 달씩 이어진다면 상황은 전혀 달라진다.

스트레스가 만성화되면 땀샘은 점차 '닫힘 모드'로 전환된다. 처음에는 과도한 발한이 나타나지만, 반복되는 자극 속에서 땀샘의 신경

수용체가 둔감해지고 자율신경계의 조율 기능이 흐트러진다. 땀샘은 언제 열고 언제 닫아야 할지 혼란에 빠지고, 급기야 필요할 때조차 땀을 제대로 분비하지 못한다. 이것이 스트레스로 땀이 멈추는 증상의 핵심 기전이다.

스트레스가 길어질수록 땀이 사라진다

그 중심에는 시상하부-뇌하수체-부신 축의 피로가 자리한다. 스트레스 상황이 장기화되면 이 축에 과부하가 걸리면서 코르티솔 분비가 높은 상태로 유지된다. 코르티솔은 단기적으로 에너지를 동원하고 체온을 유지하는 데 필수적인 호르몬이지만, 장기간 높은 상태로 유지되면 부교감신경의 회복 능력을 망가뜨린다. 부교감신경은 땀샘의 건강한 리듬을 만드는 핵심 기관인데, 이 회복 능력이 망가지면 땀 분비도 불규칙해지고 점차 어려워진다. 심하면 고온 환경에서도 땀이 잘 나지 않아서 체온 조절이 어려워지고 피로와 어지럼증, 집중력 저하가 이어지는 대단히 심각한 상태에 이를 수 있다.

또 만성 스트레스는 혈류 패턴까지 바꾼다. 교감신경이 과도하게 흥분하면 말초 혈관이 수축해 피부로 가는 혈류량이 줄어든다. 땀샘은 피부 표면 가까이에 있으며 혈류를 통해 전달되는 열과 영양분에 의존한다. 그러나 혈류 공급이 줄면 땀샘이 작동할 에너지를 받지 못해 땀 분비가 억제된다. 그로 인해 속은 뜨겁지만 피부 온도는 오르지 않고 땀도 흐르지 않는 '열 가두기' 현상이 일어난다. 여름철이나 운동 중 체온이 상승하는 상황에서는 특히 위험하며, 열사병이나 탈수로도 이어질 수 있는 무척 중대한 건강 문제다.

심리적 측면에서도 스트레스는 땀샘 기능을 지속해서 떨어뜨린다. 스트레스가 반복, 지속되면 뇌는 안전 모드, 즉 '에너지 절약' 상태로 전환된다. 이때는 생존에 필수적이지 않은 기능이 차단되는데, 땀샘 역시 그 대상 가운데 하나다. 마치 가전제품이 절전 모드에 들어가 일부 기능이 멈추는 것과 같은 상태다. 체온 조절보다는 장기와 뇌의 생명 유지에 에너지를 집중시키기 위해 피부를 통한 열 발산을 제한하는 것이다.

여기에 면역과 호르몬 그리고 신경계까지 서로 얽히면 문제는 더 심각해진다. 코르티솔과 아드레날린이 장기간 불균형해지면서 면역계까지 억제되고 만성 염증까지 증가하는 이중, 삼중의 모순 상태에 빠지기 때문이다. 염증은 땀샘 주변의 미세혈관과 신경 말단에 손상을 주어 발한 조절을 방해하고, 그로 인해 땀 분비가 더욱 줄어든다.

이 악순환을 끊으려면 자율신경계를 리셋해야 한다. 첫 단계는 부교감신경의 회복 시간을 늘리는 것이다. 깊고 느린 복식호흡, 규칙적인 명상 그리고 심박변이도를 높여 주는 이완 활동으로 땀샘의 반응성을 되살려야 한다. 두 번째 단계는 규칙적인 저강도 운동을 통해 말초 혈관을 부드럽게 열어 주는 것이다. 가벼운 걷기나 스트레칭, 요가는 피부 혈류를 개선하고 땀샘에 필요한 에너지를 다시 공급한다. 세 번째 단계는 수면 리듬을 회복하는 것이다. 깊은 수면은 시상하부-뇌하수체-부신 축의 부담을 줄이고, 코르티솔의 정상적인 분비 패턴을 되살려 준다.

끝으로 장기적인 관점에서 스트레스 상황에 대한 회복탄력성을 키우는 것이 중요하다. 소소한 스트레스에도 과도하게 반응하는 패턴을 줄이고, 몸이 안전함을 느낄 수 있도록 마음을 편안하게 유지해야 한다. 마음의 긴장이 풀리면 교감신경이 필요한 순간에만 작동해 부교감신경히 충분히 회복하도록 도울 수 있다.

스트레스가 오래 이어지면 땀이 멈추는 이유는 호르몬, 혈류, 면역, 마인드에 이르는 모든 축이 동시에 무너지기 때문이다. 땀의 기능을 되찾기 위해서는 이 네 가지 축을 다시 세워야 한다. 스트레스의 고리를 끊고 모든 축이 균형적으로 조화를 이룰 때, 몸은 본래 가진 땀의 리듬을 회복될 수 있다. 이때가 바로 항상성 최적의 상태라고 할 수 있다.

04

걸리 박사는 왜 다윈에게
땀을 흘리게 했을까

찰스 다윈은 누구도 범접하기 어려울 만한 큰 발자국을 과학사에, 아니 인류 역사에 남겼다. 그가 저술한 《종의 기원》은 진화론이라는 새로운 패러다임을 열어 준 기념비적 저작으로, 20세기 새 학문의 지평을 열었다. 그런데 가장 위대한 과학자로 기억되는 다윈은 평생 끔찍한 병마와 싸워야 했다. 1865년, 다윈은 자신이 지난 30년간 겪은 수많은 질병에 관한 기록을 담은 편지를 존 채프먼이라는 의사에게 보냈다. 그 편지는 다윈이 견뎌야 했던 눈물겨운 투병의 기록이기도 했다.

편지에서 66세의 다윈은 여전히 밤낮으로 극심한 위장병, 구토, 오한, 통증으로 인한 절규가 끊이지 않는 시간을 견디고 있다고 고백했다. 그는 그것이 지독한 불안증에서 비롯됐다고 스스로 분석했다. 그밖에도 그는 만성 피로, 심한 복통, 가스팽만증, 잦은 구토, 현기증, 떨림, 불면, 발진, 습진, 종기, 가슴 두근거림, 가슴 통증, 우울과 같은 셀수 없이 많은 병과 맞서야 했다. 그는 치료를 위해 수십 명의 의사를 만났지만, 당시 의술로는 그의 병을 치료하지 못했다. 하루에 3분의 1을 토하거나 침대에 누워 지내야 했다. 채프먼은 다윈을 '정신이 매우 발달하고 교양이 높은 예민한 신경증 환자'로 분류했다.

그의 병은 오늘날이라면 쉽게 치료됐을 가능성이 매우 크다. 당대 최고의 과학자였던 다윈이지만, 발달하지 못한 의학 기술 때문에 마지막 순간까지 질병의 고통에서 헤어날 수 없었던 것이다. 현재의 의학 지식에 근거해 추측한 그의 질병은 어이없게도 유당불내증(우유에 함유된 유당을 분해하는 효소가 부족해 복통과 설사 등을 일으키는 증상)이다. 우유나 유제품 섭취만 제한했어도 그의 삶은 완전히 달라졌을 것이다. 물론 유당불내증이 1차 도화선이긴 하지만, 다윈 스스로 분석한 자신의 불안한 성격 역시 증상을 악화하는 주요 요인이었다.

다윈의 전기와 편지를 분석한 연구가들 대다수도 다윈이 지목한 심한 불안 심리에서 질병의 원인을 찾는다. 다윈의 병명은 광장공포증(사람이 모인 곳에서 극심한 불안을 느끼는 심리), 공황 장애로 추측된다. 그의 불안 증세는 연구를 위해 떠난 긴 탐험을 계기로 더욱 극심해졌다. 그는 비글호를 타고 여러 섬을 돌아다니는 탐사 과정에서 심한 뱃멀미와 구토, 폐소공포증(좁은 공간에서 공포를 느끼는 심리)에 시달렸다. 그의 불안증은 그 후 훨씬 더 깊어졌다.

여러 이유에서 다윈은 방문객들을 극도로 경계했다. 명성을 얻은 후의 다윈은 서재 창밖에 거울을 설치해 끊이지 않는 손님들을 감시했고, 어서 돌아가라고 종용했다. 예정된 손님을 맞을 때는 마음의 준비를 하거나 숨을 시간을 벌기 위해 그 거울을 사용했다. 또한 서재에는 아무 때나 토할 수 있도록 세면대를 설치하고 커튼으로 가려 뒀다. 다윈은 종종 자신이 지옥에 사는 것 같다며 고통을 토로하곤 했다.

찰스 다윈이 지병의 고통에서 벗어난 7일

그런 그가 고통에 시달리다가 단 일주일 동안 끔찍한 증상들에서 벗어난 적이 있다. 현대적 수(水)치료의 원형이 된 냉찜질 요법과 발한 요법을 받았을 때다. 그는 당시 주치의였던 제임스 맨비 걸리가 고안한 수치료 방법에 따라 담요를 뒤집어쓰고 땀이 뚝뚝 떨어질 때까지 열 램프로 몸을 데운 뒤 찬물에 적신 수건으로 격렬하게 허리를 문지르는 치료 방법을 충실히 따랐다. 우리에게도 익숙한 냉온 요법이나 냉수마찰과 거의 같은 원리다. 걸리 박사가 특히 신경을 쓴 것은 소박한 음식과 꾸준한 운동이었다. 다윈은 걸리 박사에게서 치료를 받는 동안 매일 상당한 시간을 걷기에 할애했다.

이 치료를 받고 다윈에게는 기적적인 변화가 생겼다. 걸리 박사의 치료를 받고 얼마 지나지 않아 다윈은 구토를 한 번도 하지 않고 편안한 일주일을 보낼 수 있었다. 여러 이유로 이 치료 방법과 멀어지면서 그의 증상은 다시 심해지고 말았다.

다윈이 만약 현시대에 살았다면 그토록 끔찍한 고통에 시달리지 않았을 가능성이 크다. 그가 정신과 전문의에게서 현대적 불안 장애 치료를 받았다면, 자신의 병이 근본적으로 유당불내증에서 비롯한 것임을 알게 됐다면, 그리고 걸리 박사가 제안한 운동을 계속 실천할 수 있었다면 얼마든지 건강을 되찾았을 것이다. 이 중에서 특히 걸리 박사가 제안한 수치료의 핵심 과정인 발한 요법을 매일 실천했다면 어땠을지 궁금해진다. 매일 땀을 흘리는 루틴이 그에게 기적적인 회복을 안겨 주었을지도 모른다.

꿀꿀할 때 땀을 흘려야 하는
과학적 이유

땀은 우리 몸과 마음을 잇는 연결고리다. 우리의 마음은 땀으로 드러나는데, 다양한 증상과 징후를 통해서다. 불안할 때 손에 식은땀이 맺히고, 설렘 속에서 등줄기를 타고 따뜻한 땀이 흐르는 이유는 단순한 생리 현상이 아니다. 몸과 마음이 하나의 생리선상에 연결돼 있다는 증거다. 땀은 자율신경계가 감정의 파동을 몸으로 번역하는 가장 원시적이면서도 정직한 언어라고 할 수 있다. 두려움·흥분·분노·기쁨 같은 감정은 우리의 교감신경을 자극해 심박수를 높이고, 피부 혈관을 열거나 닫으며, 그 결과로 땀샘이 자극된다. 연구에 따르면, 격렬한 감정을 느낄수록 발바닥의 땀샘 전기 활동이 증가한다.

땀의 분비는 신경계의 리듬을 반영한다. 불면, 만성 스트레스, 공황 장애 등은 땀의 불규칙성을 통해 미세하게 감지할 수 있다. 일본 도호쿠대 연구팀에 따르면, 규칙적인 발한 루틴이 코르티솔 수치를 낮추고 기분 장애 환자의 우울 척도를 개선했다. 땀이 체온 조절 수단을 넘어 감정의 배출구이자 자율신경의 리셋 버튼인 것이다. 땀은 몸의 언어이자 마음의 메신저다. 땀이 흐른다는 것은 교감신경과 부교감신경이 서로 대화하고 있다는 신호이며, 내가 여전히 살아 움직이고 있다는 증거다. 몸이 멈추면 땀도 멈추고, 땀이 멈추면 마음도 닫힌다. 오늘도 하루 한 번 반드시 땀을 흘려야 하는 이유가 여기에 있다.

땀, 체온, 마음의 삼각관계

감정과 체온과 땀은 서로 동떨어진 개별 기능처럼 보이지만, 실제로는 한 몸 안에서 정교하게 얽혀 있는 삼각관계다. 이 셋은 마치 세 개의 줄이 서로를 당기거나 밀어내며 균형을 잡는 텐트 구조처럼 하나가 흔들리면 나머지도 연쇄적으로 변화를 겪는다.

화가 날 때 얼굴이 붉어지고, 부끄러울 때 볼이 달아오르며, 두려움이 몰려올 때 식은땀이 나는 것은 모두 뇌의 편도체와 시상하부가 자율신경계를 자극한 결과다. 감정은 단순한 심리적 상태가 아니라 체온과 발한을 조율하는 '명령 신호'이기도 하다. 땀샘은 마음의 상태에 따라 활짝 열리기도 하고 완전히 닫히기도 한다.

체온은 감정과 땀 사이의 매개자 역할을 한다. 몸속 깊은 곳의 심부 체온이 오르면, 시상하부는 이를 감지하고 땀을 내서 열을 방출하라는 지시를 내린다. 그런데 이 과정에 감정이 개입하면 상황이 달라진다. 긴장이나 불안은 체온이 오르지 않았더라도 땀샘을 열게 하고 (대표적으로 손바닥 땀), 반대로 우울이나 무기력은 체온이 높아져도 땀이 나지 않게 한다. 감정이 체온 신호를 증폭하거나 억제하는 필터로 작용하기 때문이다.

땀은 감정과 체온의 결과물인 동시에 피드백 신호다. 더운 날씨나 운동처럼 물리적으로 체온이 올랐을 때의 땀은 몸을 식히는 냉각수 역할을 하지만, 감정으로 인한 땀은 주로 경고 신호로 작용한다. 이 경고 신호는 다시 뇌로 전달돼 감정을 강화하거나 누그러뜨린다.

땀과 체온, 마음이 이루는 삼각관계는 한 축이 고장 나면 나머지도 불안정해질 수 있다. 감정-체온-땀의 순환 시스템을 회복시키기 위해서는 감정을 다스리는 일에 좀 더 많은 노력을 기울여야 한다. 감정과 체온과 땀은 각각 따로 다스릴 수 있는 것이 아니라 하나를 회복하면 나머지도 함께 회복되는, 서로 연결된 생리 삼각형이다. 땀은 단순히 몸의 열을 식히는 액체가 아니라 마음의 안정과 체온 균형이 건강하게 맞물려 돌아가고 있다는 '바이털 사인'이다. 이 세 축이 조화를 이룰 때, 몸은 더 가볍고 마음은 더 편안해지며 하루의 리듬도 안정적으로 흐른다.

몸과 마음은
있는 그대로 느끼고 있다

마음이 긴장 상태에 있으면 땀샘은 마치 닫힌 문처럼 굳게 잠기고 만다. 반대로 마음이 이완되면 그 문이 부드럽게 열리면서 땀샘이 다시 제 역할을 하기 시작한다. 땀샘을 여닫는 열쇠는 교감신경과 부교감신경의 균형이다. 교감신경이 활성화되면 심박수와 혈압이 오르고, 말초 혈관이 수축하며, 땀샘은 '전투 모드'에 돌입한다. 이때 나는 땀은 주로 손바닥·발바닥·겨드랑이에 국한된 식은땀으로, 체온 조절보다는 경고 신호에 가깝다. 반대로 부교감신경이 활성화되면 심장이 안정되고 혈관이 이완되며, 피부 혈류가 증가해 땀샘이 열린다. 이때 나는 땀은 체온을 부드럽게 낮추고 대사와 순환이 원활해지도록 돕는 '회복의 땀'이다.

흔히 심리적으로 이완될 때 땀이 멈춘다고 생각한다. 하지만 그 반대다. 긴장이 풀리면 땀이 멈춘다거나 마음이 편안해지면 땀을 흘리지 않는다는 생각은 흔한 오해다. 심리적 이완은 다시 땀이 자연스럽게 흐를 수 있도록 리듬을 회복하는 재생 과정에 가깝다.

사람들은 흔히 땀을 긴장의 산물로 여긴다. 발표 전 식은땀, 면접 중 손바닥 땀, 분노할 때 등줄기를 타고 흐르는 땀처럼 교감신경이 흥분할 때 땀이 흐른다고 생각한다. 그러니 심리적으로 이완될 때는 땀이 흐르지 않는다고 믿는 것이다.

교감신경이 활성화되면 심장이 빨라지고 혈관이 수축하며 땀샘이 준비 태세로 바뀌는 것은 생존 반응에 해당한다. 투쟁 또는 도피 반응으로 땀이 나는 것이다. 이는 몸이 위기 상황에서 자동으로 처리하는 자연스러운 생리 반응이다. 그러나 긴장이 풀리고 이완될 때 열렸던 땀샘이 닫히는 것은 아니다. 오히려 이완 상태에서 우리 몸은 땀을 통해 회복한다.

이완 상태에서 흘리는 땀은 식은땀이나 긴장감 때문에 흘리는 땀과는 다르다. 예컨대 명상을 할 때나 반신욕을 할 때 또는 요가나 가벼운 산책을 마친 뒤 흘리는 땀은 자세히 보지 않으면 인지할 수 없는 은은한 촉촉함에 가깝다. 수면 중에 땀을 흘리는 미세 발한과 유사하다. 이 땀은 체온을 낮추는 것이 아니라 체온을 일정하게 유지하기 위해 흐르는 항상성 땀이다. 부교감신경이 활성화되면서 혈류가 말초까지 부드럽게 확장되면 피부 표면의 온도가 높아진다. 그 결과 피부의 수분이 자연스럽게 증발하면서 내부의 긴장이 풀린다. 예컨대 명상 상태에서는 피부 전도 반응(skin conductance)이 완만히 낮아지고, 땀샘의 불규칙한 활동이 줄어든다. 부교감신경이 우세할 때 땀샘은 안정 모드로 들어서고, 아주 천천히 미세하게 흘러 피부를 촉촉하게 해 준다.

마음이 풀린 뒤에 흐르는 회복의 땀

또 스트레스 상황이 끝난 후에도 땀은 흐른다. 격한 운동이나 긴장 속에 치러진 회의, 감정적 폭발 이후 몸이 안정기로 접어들었을 때 우리 몸은 남은 열을 식히기 위해 계속 땀을 흘린다. 이를 '이완성 잔여 땀(relaxation residual sweat)'이라고 부른다. 우리 몸이 교감신경에서 부교감신경으로 넘어가는 과정에서 자연스럽게 흘러나오는 땀이다. 아드레날린이 완전히 대사되지 않은 상태에서 부교감신경이 체온과 혈류를 조절하며 남은 긴장을 해소하는 방식이다. 마치 우리 몸이 한숨을 내쉬는 것과 같다. 머리로는 이미 끝났다고 생각하지만, 아직 남아 있는 여운을 몸이 정리하는 것이다.

땀의 리듬을 관찰하면, 자율신경의 상태를 이해할 수 있다. 이완은 몸이 자신의 속도를 되찾는 과정이며, 이때 흘러나오는 땀은 '회복 중'

이라는 신호다. 마음의 이완은 부교감신경을 깨우는 방법이자 결과다. 깊은 호흡, 명상, 자연 속 걷기, 잔잔한 음악 감상 같은 활동은 뇌속 편도체의 흥분을 낮추고 시상하부에서 '안정 신호'를 보낸다. 이 신호는 부교감신경을 타고 전신으로 퍼져 혈관을 넓히고 땀샘을 열게 한다. 특히 마음이 편안해질 때 분비되는 세로토닌과 옥시토신이 신경계의 긴장을 풀어 주어 땀의 리듬을 정상화한다.

흥미롭게도, 마음이 이완되면서 흐르는 땀은 운동 후 흘리는 땀과는 질감이 다르다. 운동 땀이 열을 강제로 식히는 '물리적 땀'이라면 마음이 풀릴 때의 땀은 열과 함께 체내의 미세한 긴장, 불필요한 아드레날린 그리고 염증 신호를 함께 씻어 내는 '정화의 땀'에 가깝다. 그래서 사우나에서 몸과 마음이 풀린 뒤 흘리는 땀은 단순히 더워서 나는 것이 아니라 심리적 이완이 생리 반응을 바꾼 결과이기도 하다.

땀 흘림은 단순한 체온 조절이 아니라 마음과 몸이 회복 모드로 들어갔다는 생리적 징후다. 마음을 풀어 주는 습관이 땀샘의 문을 열고, 그 땀이 다시 마음을 가볍게 하는 선순환을 만든다. 이런 순환이 루틴으로 공고해지면, 땀은 더 이상 불쾌하거나 불편한 것이 아니라 몸과 마음이 서로를 보살피고 있다는 신호로 자리 잡을 것이다. 또한 심리적 이완이 땀의 리듬을 회복한다는 사실은 우리 몸이 결코 감정과 생리를 분리해서 작동시키지 않는 총체적인 유기체임을 알려 준다.

07

마음과 땀샘을 여는
30가지 방법

사는 동안 상처와 스트레스에서 벗어난다는 것은 불가능에 가깝다. 심하건 아니건, 대부분 사람이 심리적 상처와 스트레스로 불안·초조·무기력감·탈진·우울감 같은 심리 문제에 시달린다. 이런 심리적 고통은 정신적 불균형에서 그치지 않고 몸의 불균형까지 초래할 수 있다. 정신적 고통이 얼마든지 신체화될 수 있다는 얘기다.

심리학과 심리 치료가 발달하면서 이런 문제에 좀 더 적극적이고 능동적으로 대응할 방법들이 제시됐다. 여기서 실질적인 도움이 되는 다양한 심리 문제 해결법을 얻을 수 있다. 마음의 평정과 이완을 가져다주는 심리적 기술을 꾸준히 익히고 내면화하면, 상처와 스트레스가 초래하는 고통과 부정적 감정에서 얼마든지 벗어날 수 있다.

다음은 실생활에서 활용할 수 있는 이완 방법 30가지를 적어 본 것이다. 내적 문제를 내버려 두거나 무시해서는 안 되며, 스트레스와 심리적 고통에서 벗어나기 위해 노력하는 자세가 필요하다. 수시로 자신의 내면을 점검하면서 다양한 심리 기술을 적용해 보기 바란다. 다음 항목들 가운데 자신에게 잘 맞는 방법을 찾아 자기화하여 자신만의 이완 방법을 만들어 나가는 것이 중요하다. 이 부분은 즉시 찾을 수 있게 표시해 두고 틈날 때마다 확인하고 실천해 보기 바란다. 이완 방법이나 스트레스 대처법을 따로 메모해 수시로 들여다보며 실천하는 것도 좋은 방법이다.

1. 친한 친구를 만나 툭 터놓고 수다를 떤다.
2. 거울 속의 나와 진지하게 대화를 나눈다.
3. 평소에 다니던 길이 아닌 새 길을 여유롭게 걸어 본다.
4. 마음에 드는 시 몇 편을 읽거나 외워 본다. 외우지 않더라도 노트에 필사하거나 SNS에 올려 다른 사람과 공유해 보라.
5. 이루고 싶은 꿈 100가지를 적어 본다. 장단기 목표 모두 괜찮다. 꿈을 세우는 데 그치는 것이 아니라 각각을 이루기 위한 세부 실천 사항을 정해 두고 실천해 본다.
6. 하루 한 번 이상 다른 사람들의 좋은 점을 발견해 칭찬한다. 메

모나 편지를 적어 전한다면 효과가 훨씬 더 클 것이다.

7. 하루에 세 번씩 사진을 찍고, 그 사진을 보면서 찍을 때처럼 환하게 미소를 지어 본다.

8. 몰입할 만한 새로운 취미를 찾아본다. 충동보다는 면밀한 자기 탐색을 통해 취미를 선택하면 좋다.

9. 음악을 크게 틀어 놓고 맘대로 춤을 춰 본다. 몸을 내 마음대로 움직이는 것, 전문적인 춤 강습, 요가나 필라테스 수업 모두 좋다.

10. 지금 하는 일을 사랑하려고 노력한다(단, 정 싫은 일이라면 좀 더 자기다운 일을 찾는 것이 근본적인 해결책이다).

11. 친하고 유머러스한 주변 사람과 좀 더 자주, 오래 이야기를 나눈다.

12. 남의 눈치를 보지 않으려고 노력한다. 착한 아이 콤플렉스 벗어나기 위해 고민해 본다. 호구보다는 주체적인 기버가 되려고 노력한다.

13. 남에게 뭔가 해 주고 대가를 바라는 마음을 버리려고 애쓴다. 지나친 기대에서 벗어나기 위해 마음을 다스린다.

14. 하루 동안 고맙고 감사한 것 세 가지를 찾아 일기에 적어 본다. 너무 오래 고민하기보다는 즉흥적으로 빠르게 적는 편이 좋다.

15. 여유가 있다면 여행을 떠난다. 단, 짜임새 있고 후회가 없을 여행 계획에 따른 것이라야 더 큰 기쁨을 얻을 수 있다.

16. 목청껏 노래를 불러 본다.

17. 하루에 한 번이라도 자신에게 사랑한다고 말해 본다. 남을 사랑하기에 앞서 언제나 자기 사랑의 마음을 북돋는다.

18. 소중한 사람들에게 주기적으로 진심 어린 편지를 써 본다.

19. 스스로 요리를 해서 먹어 본다. 누군가를 초대해서 함께 먹는다면 더 좋을 것이다.

20. 할 일이 있으면 미루지 말고 당장 한다. 그리고 일이 끝난 후 생긴 여유를 즐긴다. 고민만 하다가는 아까운 시간을 허비하기 쉽다는 사실을 명심하자.

21. 울고 싶을 때는 소리 내어 실컷 울어 본다. 단 슬픔에 침잠하기보다는 울고 난 후 깨끗이 체념하고, 다른 활동에 집중하면서 기분을 전환한다.

22. 숨을 깊고 길게 들이마시고 내쉬어 본다. 명상을 하면 더 좋다. 과학적인 검증을 통해 정립된 마음챙김 명상을 체계적으로 연습한다면 효과가 배가될 것이다.

23. 거슬리는 사람이 있다면, 그들이 나와 다를 수 있다는 사실을 인정한다. 나와 남이 다르다는 사실을 받아들이자. 프리츠 펄스의 게슈탈트 기도문을 종종 외워 보자.

"나는 나, 너는 너.

나는 너의 기대를 채워 주려고 세상에 태어난 게 아니야.

너 역시 나의 기대를 채우려고 살아가는 게 아니지.

우리가 마음이 맞는다면 그건 놀라운 일이야.

하지만 그렇지 않다고 해도 상관없어."

24. 마음을 편안하게 해 주는 음악을 골라 편안히 듣는 시간을 마련한다.

25. 하루 날을 잡아 좋아하는 사람에게 마음껏 베풀어 본다. 물론 그 사람이 나를 약탈하려 하는 테이커(이기주의자, 탐욕가)여서는 안 된다. 호구가 되라는 뜻이 아니다. 내가 준 만큼 주는 사람, 내가 준 것보다 더 주려는 사람에게 갚아 주는 시간을 가지라는 뜻이다.

26. 비교하는 마음을 버리기 위해 노력하며, 비교 심리를 자극하는 SNS 사용을 줄인다. 남을 염탐하기보다는 자기 자신에게 초점을 맞추는 시간을 가져라.

27. 사랑하는 사람의 눈을 마주 보며 사랑한다고 말한다. 사람이 아니라 반려동물이나 반려식물이라도 좋다. 하지만 그 존재가 사람이라면 훨씬 깊은 애착을 느낄 수 있다.

28. 취미 생활을 하면서 깊이 몰입하기 위해 노력해 본다. 미하이 칙센트미하이의 몰입 기법을 배워 연습한다면 훨씬 도움이 될 것이다.

29. 작은 일이라도 잘 해냈다면 자신을 한껏 칭찬한다. 자기 격려의

말들을 익혀 뒀다가 종종 들려주면 좋다. 예를 들면 다음과 같다.

- 노력해서 어떤 일을 해냈을 때 "수고했어, 열심히 한 덕분에 이렇게 해냈구나!"라고 말한다.
- 내 몸을 토닥여 준다. 힘차게 걸으며 힘내라고 말한다.
- 잘못하거나 실패했을 때 "괜찮아, 괜찮아"라고 격려한다.
- 어떤 일을 하기 어려워할 때 "할 수 있어"라고 응원한다.

30. 가벼운 일이라면 선선히 용서해 본다. 도저히 용서할 수 없는 사람이라도 미움과 증오를 멈추고 조금이라도 용서할 수 있다면, 커다란 평정심을 얻을 수 있다.

7장
·
내 몸의
순환 스위치를 켜라

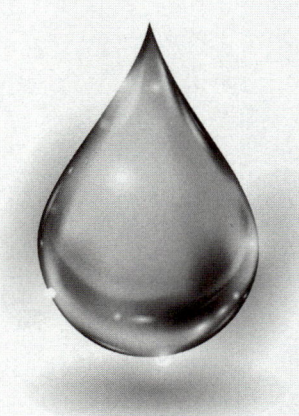

병을 견디며 건강을 이해하게 된 철학자 가다머

한스 게오르그 가다머는 해석학이라는 새로운 학문을 창시한 20세기 최고 철학자 가운데 한 사람이다. 그는 무려 102세까지 살았으며, 90대까지도 대학에서 왕성하게 강의를 진행했다. 심지어 세상을 떠나기 전날에도 다음 날 강의를 준비했던 건강 명사다.

하지만 놀랍게도 가다머는 22세에 소아마비에 걸리며 남들과는 다른 삶을 살았다. 당시 소아마비는 예방 백신이 없어서 신경계 손상으로 후유증을 남기는 일이 많았다. 그는 극심한 척추 통증을 겪었고, 후유증으로 다리가 쇠약해져 평생 지팡이에 의지해 다녀야 했다. 보행기로 다리 훈련을 했지만, 걸을 때마다 근육이 위축되면서 심한 통증이 재발했다.

　개인적 경험 탓에 그는 건강을 깊이 사유했고 자신의 건강을 성장시켰다. 통증이 찾아올 때마다 인간의 몸과 질병, 건강에 대해 생각했으며 침대에 누워 지내는 동안에는 철학 공부에 몰두했다. 그는 고통을 일상적으로 겪으며 그 고통을 자기 일부로 받아들였고, 통증을 담대하게 견뎌 내는 자신을 사랑했다. 이는 인간이 고통 속에서도 자신의 고유한 삶에 몰두할 수 있다는 놀라운 증거다.

　"총체적으로 볼 때 나는 다른 극심한 통증에 대한 체험에서와 마찬가지로 이 힘든 질병의 과정을 아주 잘 극복했다고 말해야만 한다. 무엇보다도 우리를 잠들지 못하게 하는 통증에 대해서 민감해지는 체험들이 있다. 마치 환자가 불면의 밤과 싸우면서 내일을 두려워하며 간간이 은총받은 잠에 들 수 있는 것처럼 고통을 경험하는 것은 참을 수 없는 것이다. 이것은 다리를 저는 노인이 아주 당연한 것으로 받아들이는 데에 익숙해져 있는 고통의 경험들이며, 물론 이를 위해서는 건전한 휴식을 주는 잠이 전제되어야 하는 것이다."

_한스 게오르그 가다머,《가다머 고통에 대해 말하다》

　그는 꾸준한 자기 관리와 정신적 규율을 통해, 그리고 건강과 의학에 관한 사유를 통해 높은 정신적 경지에 도달했다. 그는 다리의 마비 증상과 약한 체력으로 고통받으면서도 이를 "몸의 제약이 오히려 사유의 깊이를 만들어" 주는 운명적 선물로 받아들였다. 그리하여 "나는 늘 병 속에서 배웠다. 몸의 제약은 나를 밖으로 향하게 했다"라고 회고했다. 가다머는 건강을 단지 '완전한 상태'로 보지 않고, 몸과 마음의 평형을 이해하고 돌보는 일상적인 성찰 과정으로 받아들였다.

이런 그가 어떻게 102세까지 건강할 수 있었을까? 그것은 가다머가 평생 따랐던 정교한 생활 규칙과 절제된 루틴 덕분이었다. 그의 제자들과 동료 철학자들은 가다머가 진정으로 '시간을 다스릴 줄 아는 인간'이라고 평가했다.

그는 매일 아침 정해진 시간에 일어나 독서와 사유를 시작했고, 탐욕을 부리지 않는 소식(小食)을 철저하게 지켰다. 그리고 비록 한쪽 다리를 심하게 저는 가운데서도 매일 정해진 시간에 걷기와 햇볕 쬐기를 실천했다. 짧게 걷고 쉬기를 반복하며 정해진 산책 코스를 기필코 완주했다. 그는 '걷는 사유(walking thought)'의 철학자였다. 그리고 오후에는 짧은 낮잠과 휴식 그리고 명상 시간을 가졌다. 밤에는 방문객이나 가족들과 대화나 독서 토론을 흥겹게 즐겼다. 특히 자신이 구축한 해석학의 실천 윤리에 기반해 주변 사람들이나 동료들과 대화하는 일에 많은 시간을 할애했다. 그는 학생, 동료, 타 학문 분야의 학자들과 열렬히 대화했다. 그들과의 대화를 토론이나 논쟁이 아니라 '이해를 향한 열린 교감신경'으로 여겼으며, 대화야말로 최고의 두뇌 운동이자 마음의 해독제라고 믿었다. 가다머는 "대화는 나를 젊게 한다. 이해를 향한 열림은 생명력 그 자체다"라고 했다.

그는 90세가 넘어서도 젊을 때와 변함없이 강연과 세미나에 참석했으며, 지적 호기심을 멈추지 않았다. 오늘날 우리가 말하는 '인지적 장수(cognitive longevity)'의 모범 사례라고 부를 수 있다.

인지적 장수라는 축복을 누리려면

인지적 장수는 건강에서 가장 중요한 덕목이다. 100세를 산다고 해도 인지 기능에 문제가 생긴다면 그보다 불행한 일도 없을 것이다. 지금까지 인류는 100세 가까이 살아 본 적이 없었다. 사실 인체는 100세를 견딜 만한 내구성을 지니지 못했다. 특히 활발하게 활동하는 뇌는 60세조차 견디기에 벅차다. 그러니 70대, 80대까지 인지적 장수를 누리는 것은 가장 드물면서도 이루기 힘든 지복이라고 할 만하다.

인지적 장수는 행복과도 밀접한 관련이 있다. 행복에 관한 가장 믿을 만한 연구 성과는 하버드대학교의 성인 발달 연구다. 이 연구는 75년에 걸쳐 성인 발달과 인간 행복을 추적 관찰했으며, 심리학사의 금자탑 가운데 하나로 평가받는다. 하버드대학교 졸업생 200명의 인생을 추적해 매년 그들의 정서적·신체적 건강을 측정하고, 그 추이를 분석한 종단 연구다. 심리 분야에서 수년, 아니 수십 년에 걸쳐 진행되는 종단 연구는 대단한 끈기와 정성이 필요한 상당히 어려운 일이다.

이 연구를 40년간 이끌어 온 조지 베일런트는 연구를 마무리하며 《행복의 조건》,《행복의 비밀》,《행복의 완성》과 같은 명저들을 통해 행복의 실체를 세상에 적극적으로 알렸다. 그의 저서들은 '인간은 어떻게 행복해지고, 불행해지는가'에 대한 가장 신뢰성 높은 해답을 담았다. 연구에 따르면, 행복한 노년을 사는 사람들에게는 공통적인 특징이 있었다. 우선 그들은 성숙한 방어기제를 가지고 있었다. 그들은 수십 년간의 연마를 통해 삶의 고난과 역경에 능숙하게 대처하는 훈련된 마음 근력을 유지한다. 행복을 연습할 수 있음을 알려 주는 중대한 사실이다.

또 행복한 노년을 사는 사람들은 친밀한 인간관계를 잘 유지하는 이들이다. 자기 자신을 허심탄회하게 드러낼 수 있는 친구, 배우자와의 금실 좋은 관계가 건강하고 행복한 노년의 핵심 요소였다. 여기에다 신체적 건강과 좋은 생활 습관 역시 행복의 핵심 조건이다. 적정 체중을 유지하는 것, 꾸준히 운동하는 것, 건강을 해치지 않는 음주 습관, 금연은 장수와 노년의 행복을 보장하는 황금 열쇠였다. 마지막 한 가지는 지속적 교육이었다. 하버드대학교 같은 명문대를 나와야 한다거나 교육기관에 등록해 공부를 계속해야 한다는 뜻은 아니다. 평생에 걸쳐 호기심을 발휘해 세상 이치를 탐구하며, 또렷한 인지 능력을 유지해야 한다는 애기다

이 연구에서 발견된, 노년의 행복을 좌우하는 일곱 가지 행복 요소

를 정리하면 다음과 같다.

1. 사회적 유대 관계
2. 성숙한 방어기제(역경을 이겨 내는 마음 근력)
3. 적은 흡연 또는 금연
4. 적당한 음주
5. 체중 조절
6. 꾸준한 운동
7. 평생에 걸친 열정적인 교육

가다머의 일상은 베일런트가 제안한 행복의 조건에 부합한다. 그는 매일 같은 시간에 식사하고, 짧은 산책을 즐긴 후, 손님과 대화하거나 책을 읽었다. 술은 거의 마시지 않았고, 담배도 피우지 않았다. 죽음 직전까지도 명료한 의식을 유지했고, 다음 날 강의를 준비할 정도로 왕성한 지적 능력을 보였다. 베일런트가 제시한 행복의 조건에 가다머만큼 딱 들어맞는 사람을 찾기도 힘들 것이다.

가다머의 질병 극복, 놀라운 노화 예방, 성공적인 노년은 규칙적인 생활 리듬, 소박하고 정교한 식습관, 지속적인 지적 대화와 사람들과의 왕성한 교류, 감정적 절제와 평정심 훈련, 질병을 불행한 일이 아니라 삶의 일부로 받아들이는 성숙한 자세 등을 통해 빚어졌다. 이 모든 것이 그를 102세의 철인으로 만든 원동력이었다.

행복하게 나이 들기, 항상성 노화

가다머의 성공적인 노화에는 사람과 함께하는 삶이 중심에 자리 잡고 있다. 그의 해석학에서 토대를 구성하는 '대화'라는 개념은 '자신이 완전하지 않음을 인정하고, 타자의 말에 귀 기울이는 존재론적 태도'를 뜻한다. 이는 그가 극한의 질병 체험에서 도출한 귀한 사유물이다. 달갑지 않은 손님이었던 병마가 그에게 조용히 듣고, 사유하고, 타인의 말에 머무는 태도를 깨닫게 해 준 것이다.

내가 제안하는 '항상성 노화'는 건강을 정의하는 가장 이상적인 개념이라고 할 수 있다. 철학자 가다머는 이 항상성 노화에 부합하는 철학적 단서를 제공한다. 가다머는 치료를 단순히 질병을 제거하는 것이 아니라 '온전성(Ganzheit)'을 회복하는 것으로 여겼다. 그가 말하는 온전성이란 완전무결함이 아니라 상처 없이 조화를 이루는 상태를 뜻한다. 장애가 있더라도 몸과 마음의 평형을 유지할 수 있다면, 그것이 진정한 건강이라는 의미다.

또한 그는 치료를 의사와 환자가 대등한 존재로 만나 서로의 실존적 체험을 나누는 조화와 회복의 과정으로 이해했다. 이는 단순한 기술적 치유가 아닌, 인간 대 인간의 깊은 교감신경이 실현되는 실천이기도 하다. 건강에 대한 그의 관점은 '감춰진 조화'와 '본래의 평형'을 회복하려는 자기 회복의 과정에 방점이 찍혀 있다. 현대인이 잃어버린 가장 중요한 가치가 바로 평형이다. 인간은 유기체이며, 몸과 마음 그리고 사회와의 유기적 연결 속에서 균형을 이루며 살아간다. 항상성은 이런 평형을 유지하려는 생물학적·심리적 메커니즘이다. 신체의 항상성은 마음의 평정, 즉 '항상심'과 밀접히 연결돼 있으며 어느 한쪽이 무너지면 전체 건강도 쉽게 흔들린다.

움직이는 목적을
바꿔라

이제 땀을 바라보는 당신의 마음이 바뀌어야 한다. 땀은 축복이다. 땀을 흘리는 것은 소중함을 넘어 신성한 일로 받아들여져야 한다. 땀 속에서 행복과 인생을 더 쉽게 발견할 수 있기 때문이다. 우리는 땀 흘리는 시간을 허비하는 시간으로 착각하기 쉽다. 아니면 돈을 벌기 위해 흘리는 땀, 험한 일을 하며 흘리는 땀처럼 피치 못해 치러야 하는 대가로 생각하기가 쉽다.

하지만 땀을 흘릴 때 행복과 기쁨이, 건강과 안식이 더 쉽고 자연스럽게 찾아온다. 세계적인 동화 작가 미하엘 엔데의 소설 《모모》는 시간을 잃어버린 현대인의 정신적으로 빈곤한 삶을 그렸다. 현대인은 비록 물질적으로는 풍요하지만, 정신적 빈곤과 시간의 상실이라는 존재의 위기 속에서 살아간다. 이 소설의 마지막 장면에는 잃어버린 시간을 되찾은 마을 사람들의 풍경이 그려진다.

"어디서나 사람들이 서서 다정하게 말을 주고받으며 서로의 안부를 자세히 물었다. 일하러 가는 사람도 창가에 놓인 꽃의 아름다움에 감탄하거나 새에게 모이를 줄 시간이 있었다. 의사들은 환자 한 사람 한 사람을 정성껏 돌볼 시간이 있었다. 노동자들은 일에 대한 애정을 갖고 편안하게 일할 수 있었다. 이제 중요한 것은 가능한 한 짧은 시간 내에 가능한 한 많은 일을 하는 것이 아니었다. 저마다 무슨 일을 하든 자기가 필요한 만큼, 자기가 원하는 만큼의 시간을 낼 수 있었다. 시간이 다시 풍부해진 것이다."

운동은 건강한 몸이라는 목표를 달성하기 위해 힘겹고 지루하게 견뎌야 하는 일이 아니다. 오히려 운동하는 시간, 땀 흘리고 몸을 자유롭게 움직이는 시간은 가장 행복하고 나다운 자기 존재의 시간이다. 운동할 때 우리는 자기 몸을, 자기 자신을 더 잘 느낄 수 있다. 자신의 몸과 오롯이 대화할 수 있다. 땀은 그 순간 내 몸이 나에게 보내는 영롱한 언어다. 운동하는 시간은 자신을 오롯이 느끼는 자신만의 시간이다. 성공하기 위해, 돈을 벌기 위해 자신의 시간과 에너지를 저당잡혀야 하는 시간이 아니라 가장 자기다운 시간이다.

가장 바람직한 운동은 즐기면서 하는 운동이다. 내 몸과 마음이 튼튼해지는 것은 운동을 즐기다 보니 자연스럽게 따라오는 결과다. 운동할 때 흐르는 땀을 사랑할 수만 있다면, 운동은 더 아름답고 흥겨운 일이 될 수 있다. 운동할 때 내 몸은 온전히 깨어난다. 머리에 잠식당한 나에서 진짜 나로 날개를 활짝 펼 수 있다.

운동할 때 땀이 나는 진짜 이유

운동할 때 땀이 흐르는 것은 체온 조절, 에너지 대사, 신경계 반응 그리고 호르몬 작용 등 수많은 생리적 현상이 복합적으로 얽혀서 이뤄지는 내 몸의 합창이다. 땀은 운동 중 몸이 보내는 내부 상태 보고서이자 생리적 효율을 보여 주는 하나의 지표다.

운동을 시작하면 가장 먼저 근육이 에너지를 소모한다. 근육세포 안의 미토콘드리아는 아데노신3인산을 만들기 위해 포도당과 지방을 태우는데, 이 과정에서 상당한 양의 열이 발생한다. 실제로 우리가 소비하는 에너지 중 70~80퍼센트가 열로 바뀌어 몸에 축적된다. 체온이 1℃만 올라가도 효소의 반응 속도와 대사 패턴이 변하기 때문에 인체는 이를 즉시 조절하는 방어 메커니즘을 작동한다. 그 핵심이 바로 땀흘리기다.

체온이 오르면 시상하부의 온도 센서가 이를 감지해 교감신경을 활성화한다. 교감신경은 피부에 분포한 땀샘(특히 에크린샘)에 '열어라'라는 신호를 보낸다. 동시에 피부 표면의 혈관도 확장해 뜨거운 혈액을 피부 쪽으로 이동시킨다. 이렇게 피부 가까이 모인 혈액의 열이 땀샘에서 분비된 땀을 통해 증발하면, 증발열이 몸의 열을 빼앗아 가면서 체온이 떨어진다. 이 과정이 순환, 반복되므로 운동 중에도 나의 체온은 일정 범위에서 유지된다.

운동 강도가 높아질수록 근육에서 생성되는 열은 기하급수적으로 늘어나고, 땀 분비 속도 역시 빨라진다. 하지만 땀의 양은 단지 운동 강도에만 좌우되지 않는다. 평소 발한 시스템이 얼마나 훈련돼 있는지, 즉 땀샘의 민감도와 자율신경계의 반응성이 중요한 변수다. 규칙적으로 운동하는 사람은 같은 강도의 운동을 해도 땀을 더 빨리 그리고 효율적으로 흘릴 수 있다. 이는 땀샘이 반복 자극에 '적응'했기 때문이다. 이런 적응은 체온 조절 능력을 높이고, 운동 지속 시간을 늘려 준다. 즉 땀을 잘 흘릴수록 운동도 더 잘할 수 있게 된다.

또 운동 중 땀은 단순히 수분만 내보내는 것이 아니라 몸속 전해질과 노폐물도 조절한다. 땀에는 나트륨, 칼륨, 칼슘, 마그네슘 같은 미네랄이 들어 있는데 운동 시간이 길어질수록 이 손실이 커진다. 따라서 장시간 운동할 때는 반드시 전해질을 보충해야 한다. 운동을 꾸준히 한 사람일수록 땀 속 나트륨 농도가 낮은데, 이는 체내 전해질 보존 능력이 발달했기 때문이다.

운동 시 땀 분비를 좌우하는 또 다른 요인은 심리 상태다. 운동 전 긴장이나 불안 상태였다면 체온이 크게 오르지 않았는데도 식은땀이 먼저 날 수 있다. 시상하부뿐 아니라 변연계, 특히 편도체가 자율신경계를 자극해 발한을 유도하기 때문이다. 이런 식은땀은 체온 조절 목적이 아니라 '위기 대비' 목적에 가깝다. 식은땀이 나더라도 운동에 몰입해 리듬을 타면, 부교감신경의 조율이 원활해져 땀 분비가 체온 조절에 최적화된다.

운동 중 땀은 '열 생산-신경 반응-혈류 변화-발한-증발 냉각'이라는 정교한 시스템의 결과물이다. 땀을 잘 흘린다는 것은 곧 이 시스템이 원활히 작동하고 있다는 뜻이며, 이는 체력뿐 아니라 자율신경과 혈관, 미토콘드리아의 건강 상태를 보여 주는 지표이기도 하다.

따라서 땀을 '운동 후 생기는 불편한 요소'로 볼 것이 아니라 몸이 보내는 긍정적 신호로 받아들여야 한다. 운동할 때 땀이 나는 과정을 이해하면, 왜 규칙적인 운동이 체온 조절력과 회복력을 높이는지 그리고 왜 1일 1땀이 탁월한 건강 전략인지 명확히 알 수 있다.

03

땀 흘리기 전
물부터 마셔라

땀은 물을 마셔야 만들 수 있다. 그런 까닭에 1일 1땀을 위해 물 마시기보다 중요한 조건도 없을 것이다. 물은 생명의 원천이다. 우리 몸 속 수분은 생명의 근원이다.

인간은 물 없이 살 수 없다. 물 마시기는 가장 기본적인 생존 행위이자 가장 중요한 건강 행위다. 음식을 먹지 않고서도 길게는 3주까지 생존할 수 있지만, 물을 마시지 않으면 당장 3일 안에 생명이 위독해질 수 있다. 물은 우리 몸에서 대단히 중요한 역할을 한다. 물을 마셔야 체내 대사 활동을 할 수 있고, 에너지를 제대로 생산할 수 있으며, 이산화탄소나 요산과 같은 노폐물도 몸 밖으로 내보낼 수 있다.

소화를 위해서 또는 비만을 예방하고자 할 때 물 마시기는 무척 중요하다. 특히 인체에 필요한 물이 부족한 상태인 만성 탈수는 다양한 문제를 일으킬 수 있으므로 무척 주의해야 한다. 만성 탈수는 노화와 세포 건조를 일으키는 주된 원인이다. 세포가 노폐물을 배출하고 영양 성분을 흡수하는 데 필수적인 요소가 물인데, 만성 탈수가 생기면 노폐물이 배출되지 않고 영양분도 제대로 전달받지 못해 다양한 문제가 발생할 수 있기 때문이다.

물은 죽지 않을 만큼만 마시는 것이 아니라 몸에 필요한 만큼 충분히 마셔야 한다. 그런데 문제는 하루에 얼마나 마셔야 할지 정하기가 쉽지 않다는 것이다. 물을 너무 많이 마셔도 안 된다. 물 마시기만큼 중용이 필요한 건강 실천도 없다. 자기 신체 상태를 세심하게 살피면서 자신에게 맞는 물 섭취량 기준을 만들고 이를 지키는 것이 중요하다.

물은 얼마나 많이, 얼마나 자주 마셔야 할까?

대표적으로 하루에 2리터를 마셔야 한다는 주장이 있다. 현대 한국인에게는 이 기준이 맞을 수도 있고 틀릴 수 있다. 사실 이 기준은 70년 전 미국의 한 연구에서 나온 내용을 잘못 해석한 결과로 만들어졌다. 우리 몸이 하루에 필요로 하는 수분 사용량이 약 2.5리터인 것은 맞지만, 이를 꼭 모두 물로 섭취할 필요는 없다. 우리가 매일 먹는 음식에도 수분이 포함돼 있기 때문이다. 또 사람마다 체중과 나이, 활동량이 다르기에 하루에 마셔야 하는 물의 양도 다르다. 예컨대 간경화, 신부전증, 심부전증 같은 특정 질환이 있는 사람은 과도한 수분 섭취가 오히려 폐부종이나 전신 부종과 같은 문제를 일으킬 수 있으므로 물 섭취를 제한할 필요가 있다. 이런 질병이나 유사한 질환이 있다면 의사와 상의해 자신에게 맞는 물 섭취 기준을 처방받아야 한다.

최근 연구에서도 하루 2리터는 과도한 기준이며, 대체로 1.5~1.8리터 정도면 적당한 것으로 밝혀졌다. 영국 애버딘대학교의 연구에 따르면, 20대 남성의 평균 수분 사용량이 가장 많았다. 20대 남성의 하루 평균 체내 수분 순환율은 4.2리터였고, 실제 필요한 물 섭취량은 하루 약 3.6리터인 것으로 나타났다. 또 대부분 음식에 물이 포함돼 있으므로, 하루에 따로 마셔야 하는 물의 양은 약 1.5~1.8리터가 적정한 것으로 확인됐다. 20대 여성이라면 이보다 적은 1.3~1.4리터 정도가 적당한 것으로 나타났다.

그러나 주의해야 할 점은 이것이 어디까지나 연령별 평균치라는 점이다. 나이가 많다면 이보다 적게 마시는 것이 맞고, 임신 또는 수유 중이라면 이보다 많이 마셔야 한다. 또 더운 지방에 살거나 날씨가 더운 계절이라면 더 많은 물을 마셔야 할 것이다. 또 운동선수라면 하루에 3리터 이상을 마셔도 건강에 전혀 문제가 없을 때가 많다. 운동을 즐기는 사람이라면 지금 제시한 기준보다 좀 더 많은 물을 마시는 것이 적절하다. 한국인의 기준도 이와는 조금 달라질 수 있다. 한국영양학회에서는 남성은 하루에 900밀리리터 이상, 여성은 600~800밀리리터 정도를 섭취하라고 권고했다. 한국인의 물 섭취 기준이 다른 나라에 비해 상대적으로 낮은 것은 과일이나 채소 섭취량이 상당히 많기 때문이다.

내 몸을 탈수로 몰아넣는 음료들

수분 섭취와 관련해 간과하기 쉬운 중요한 문제가 있다. 물 이외의 다른 음료를 즐기지 않는 사람이라면 이 기준이 과히 틀리지 않지만 만약 하루에 여러 잔의 커피나 각종 청량음료, 차 등을 마시는 사람이라면 물 마시기 습관도 달려져야 한다는 것이다. 직관에 반하는 것처럼 들리겠지만, 이런 음료를 즐기는 사람이라면 훨씬 더 많은 양의 물을 마셔야만 한다. 이런 음료들이 몸에서 강력한 탈수 증상을 일으키기 때문이다. 특히 커피는 탈수 증상을 가장 심하게 일으키는 음료에 속한다.

커피가 혈관 건강에 나쁜 영향을 미치는 가장 큰 원인은 만성 탈수의 주범이기 때문이다. 여름철에 덥고 기운이 없을 때 시원한 아이스 아메리카노를 많이 마시게 된다. 사소한 습관처럼 보이지만, 혈관 건강에는 상당히 위험한 일이다. 여름철 아이스 아메리카노를 물 대신 마시는 것은 혈관은 물론 건강에 무척 해롭다. 기본적으로 물 대신 커피를 마시는 것은 바른 수분 섭취법이 될 수 없다. 커피 속 카페인은 강력한 이뇨 작용을 일으키기 때문에 오히려 체내의 수분을 끊임없이 배출시킨다. 즉 목마를 때 아이스 아메리카노를 마시면 우리 몸에서는 오히려 강한 탈수 증상이 나타날 수 있다. 그래도 커피를 꼭 마시고 싶다거나 마셔야 하는 상황이라면, 반드시 수분을 충분히 보충해야 한다. 물 대신 커피를 마셔서 수분을 보충하거나 갈증을 해결하려는 것은 잘못된 방법이다.

또 오전에 한 잔 정도만 마시는 것은 큰 문제가 아니지만, 오후까지 여러 잔 마시면 너무 많은 카페인을 섭취하게 된다. 그러면 불면증, 불안, 소화불량 등 여러 가지 문제를 유발할 수 있다. 또 커피는 산성 물질이므로 위산 역류나 속쓰림 같은 소화기 증상을 일으킬 수도 있다. 오전에 한 잔 정도 아이스 아메리카노를 마셨다면, 오후에는 오히려 물을 마시면서 갈증을 해소하는 것이 좋다. 물 마시기가 너무 싫다면 탄산수를 마셔도 된다. 다만, 첨가물이 없는 순수한 탄산수를 선택하는 것이 좋다. 또 물에 레몬이나 라임 조각을 넣으면 상큼함이 더해져서 물을 좀 더 맛있게 마실 수 있다.

마시고 있다고 착각하는 수분 섭취

실제 조사에서도 내 몸에 필요한 만큼 제대로 물을 마시는 사람보다 제대로 마시지 않는 사람이 훨씬 많은 것으로 나타났다. 몸에 필요한 만큼의 물을 제대로 마시지 않는 상태가 상당 기간 지속되는 것, 즉 만성 탈수 상태로 지내는 사람들의 수가 무척 많다는 얘기다. WHO에 따르면, 75퍼센트의 현대인이 만성 탈수를 겪고 있다. 만성 탈수는 탈수의 대표적인 증상인 갈증이 동반되지 않기 때문에 많은 사람이 자신에게 만성 탈수 증상이 있음을 제대로 자각하지 못한 채로 생활한다. 만성 탈수는 체내 수분이 3퍼센트 이상 감소한 상태가 3개월 이상 지속되는 것을 말한다. 질병관리청의 2013~2017 국민건강영양조사 자료에 따르면, 우리나라 사람들의 1일 평균 수분 섭취량은 2,167.3밀리리터였다(음식 포함). 이 연구의 조사 대상 중 무려 62퍼센트가 한국인 섭취 기준을 충족하지 못하는 것으로 나타났다.

어째서 이런 일이 생길까? 여러 원인이 있지만, 무엇보다 만성 탈수를 가중하는 주범인 탈수 유발 음료의 섭취량이 빠르게 증가했기 때문인 것으로 보인다. 물을 마시기가 싫어서 또는 물 마시는 습관이 들지 않아서 그럴 수도 있지만, 탈수 유발 음료를 지나치게 마셔서 만성 탈수 증상을 겪는 것이다.

2020년에 조사된 한국인의 연간 커피 소비량은 성인 1명당 367잔이었다. 프랑스(551.4잔)에 이어 2위로(3위 미국 327잔), 전 세계 평균

(161잔)의 2배가 넘는 수치다. 과도한 커피 섭취로 만성 탈수가 증가했음을 충분히 유추할 수 있다. 최근 한국인의 혈관 건강이 극적으로 나빠지는 이유를 지나친 카페인 섭취에서 찾을 수 있다. 카페인은 혈관 건강에 도움이 되는 물질로 알려져 있지만, 실제로는 커피의 과도한 섭취가 만성 탈수 증상을 초래함으로써 혈액의 질이 나빠져 혈관 건강에 악영향을 미치는 것으로 판단된다.

만약 물이 아닌 탈수 유발 음료나 음식, 각종 카페인 음료나 단 음료, 주스류를 많이 섭취하고 있다면 앞서 말한 '남성 900밀리리터 이상, 여성 600~800밀리리터 이상'보다는 훨씬 더 많은 물을 마셔서 한다. 아직 과학적 연구가 이뤄지지는 않았지만, 커피 소비가 너무 많은 우리나라 실정에 맞는 새로운 물 섭취량 기준이 마련돼야 한다고 생각한다.

커피는 섭취한 양의 2배, 차는 1.5배 정도의 수분을 소변으로 배출하기 때문에 커피 1잔을 마셨다면 물을 2잔 더 마시는 습관을 들여야 한다. 산술적으로는 하루에 500밀리리터의 커피를 마셨다면 물 1,000밀리리터를 더 마셔서 수분을 보충하는 것이 바람직하다는 의미다. 커피 애용자라면 기관이 정한 물 섭취 기준보다는 높여서 1.5~2리터 정도는 마시는 것이 좋다. 만성 탈수가 위험한 이유는 세포가 건조해져 세포 산화와 만성 염증이 심화될 수 있기 때문이다.

만성 탈수를 막는 물 마시기 규칙

물 마시기는 갈증과 같은 자극보다는 의식적으로 자신만의 규칙을 정해 실천하는 것이 바람직하다. 가장 중요한 원칙은 낮 동안 충분히 마시고 자기 전에는 되도록 마시지 않는 것이다. 특히 자기 직전 물을 많이 마시는 것은 금물이다. 자기 전 물을 많이 마시면 자는 동안 몸에 부종이 생길 수 있고, 자는 동안 방광이 차면서 요기를 느껴 잠에서 깨게 되기 때문이다. 이는 수면 리듬을 망치는 가장 흔한 요인 가운데 하나다. 만성 탈수를 막고 내 몸을 깨어나게 하는 물 마시기 원칙은 다음과 같다.

1. 커피, 차 등의 음료를 마실 때는 반드시 물 1잔을 더 마신다.
2. 배고플 때는 물 1잔을 먼저 마신다.
3. 운동 후에는 반드시 물 2잔을 보충한다.
4. 아침에 일어나면 맨 먼저 물부터 1잔 마신다.
5. 1~2시간 간격으로 마시되 물 1잔을 여러 번에 걸쳐 조금씩 나눠 마신다.
6. 물은 되도록 미지근하게 해서 마신다.
7. 식사 전후에는 될 수 있는 대로 물을 마시지 않는다.
8. 식사 30분 전에 마시고 식사 후 2시간이 지나서 마신다.
9. 운동이나 신체 활동으로 땀을 많이 흘렸을 때, 기운이 없을 때,

술을 마실 때, 담배 피울 때 평소보다 2잔 더 마신다.

커피 대신 이온음료를 마신다면 이야기가 달라질 수 있다. 이온음료에는 나트륨이나 칼륨 같은 전해질이 포함돼 있어 땀을 많이 흘렸을 때 손실된 전해질을 보충한다. 전해질은 체내 수분 균형을 유지하는 데 중요한 역할을 하므로 이온음료를 마시면 갈증 해소와 함께 전해질 보충에도 도움이 된다. 다만, 당분 함량이 높은 이온음료도 있으므로 마시기 전에 당분 함량을 살펴 하루 섭취량을 적절히 조절하는 것이 좋다.

이온음료 섭취보다 더 좋은 수분 보충법은 순수한 물을 마시는 것이다. 땀을 많이 흘린 경우가 아니라면 갈증 해소나 수분 보충은 물로 하는 것이 바람직하다. 그러기가 정 어렵다면, 물과 이온음료를 번갈아 마시되 이온음료는 섭취량을 살피면서 마시기를 권한다. 하지만 이 역시 물보다 나은 선택은 아니다. 이온음료는 하루에 1~2잔 정도로 제한하고, 깨끗하게 정수된 물을 마시는 것이 바람직하다.

물은 내 몸을 살리는 최고의 조력자이자 가장 쉽게 건강을 챙길 수 있는 도구다. 깨끗하게 정수된 물을 유리 용기에 미리 담아 뒀다가 앞서 제시한 방법대로 꾸준히 마셔서 건강을 지혜롭게 챙기기 바란다.

05

물 마시는 타이밍이
땀의 질을 바꾼다

　운동 중 발한은 체온 조절만이 아니라 몸속 수분과 전해질 균형, 심혈관 안정성, 에너지 대사 속도까지 좌우하는 중요한 생리 현상이다. 그런데 땀이 잘 흐르려면, 그만큼 체내 수분 저장고가 안정적으로 유지돼야 한다. 많은 사람이 목이 마르면 물을 마시면 된다고 생각하지만, 목마름은 너무 늦은 신호다. 갈증은 체내 수분의 약 1~2퍼센트가 손실된 뒤에야 감지되는데, 이 시점에는 이미 혈액량이 줄고 심장이 더 빠르게 뛰며 체온 상승이 시작된다. 땀을 통해 체온을 조절하고 운동 효과를 극대화하려면, 목마름을 기다리지 않는 선제적 수분 보충 전략이 필요하다.

1. 운동 전: 수분 저장고 채우기

운동 1~2시간 전에 체중 1킬로그램당 5~7밀리리터의 물을 마셔 두는 것이 이상적이다. 예를 들어 체중이 60킬로그램이라면 300~420밀리리터 정도다. 이 시점의 수분 보충은 단순히 '갈증 해소'가 아니라 혈액량을 충분히 확보해 운동 중 체온을 안정적으로 조절하는 기반을 만든다.

운동 10~15분 전에는 150~250밀리리터 정도를 가볍게 추가하는 것이 좋다. 다만 너무 많은 양을 한 번에 들이켜면 위가 무거워져 운동 초반에 움직이는 데 불편함을 느낄 수 있다. 물의 온도는 10~15℃ 정도의 시원한 상태가 흡수 속도를 높인다.

2. 운동 중: 적게, 자주, 꾸준히

운동을 시작하면 땀을 통해 수분뿐 아니라 나트륨, 칼륨, 마그네슘 등의 전해질이 빠져나간다. 체수분의 2퍼센트 이상이 손실되면 심박수가 올라가고, 피로도가 급격히 높아지며, 집중력까지 떨어진다. 따라서 '적게, 자주' 마시는 것이 핵심이다.

권장되는 방법은 20~30분마다 100~200밀리리터씩 보충하는 것이다. 여름철 실외 운동이나 고강도 훈련이라면 15~20분마다, 비교적 시원한 환경이나 저강도 운동이라면 30분 간격이 적당하다.

한 번에 많은 양을 마시는 것은 흡수율을 떨어뜨리고, 위장에 부담을 준다. 운동 중에는 위에서 장으로 빠르게 이동해 흡수될 수 있는 양만큼 그리고 땀 손실 속도와 비슷한 간격으로 보충하는 것이 이상적이다.

3. 운동 후: 수분과 전해질 회복

운동이 끝나면 땀으로 빠져나간 수분과 전해질을 회복해야 한다. 가장 정확한 방법은 운동 전후 체중을 비교하는 것이다. 예를 들어 운동 전보다 0.5킬로그램이 줄었다면, 최소 500밀리리터 이상을 보충해야 한다. 하지만 수분만 마시는 것은 완전한 회복이 아니다. 운동을 1시간 이상 했거나 땀을 많이 흘렸다면, 나트륨과 칼륨이 포함된 이온음료나 전해질 보충제가 필요하다. 이때 마시는 속도도 중요하다. 한 번에 다 마시기보다 10~15분 간격으로 나눠서 보충하는 것이 체내 흡수와 전해질 균형 유지에 더 유리하다.

4. 수분 섭취와 땀의 질

운동 중 수분 보충은 단순히 '얼마나 많이 마셨는가'의 문제가 아니다. 땀의 질, 즉 발한을 통한 체온 방출 효율에도 직결된다. 수분이 충분하면 땀샘이 안정적으로 열리고 닫히며, 피부 표면에서 땀이 증발하는 과정도 원활하다. 반대로 탈수가 진행되면 땀샘이 일찍 닫혀 체온이 빠르게 상승하므로 오히려 운동 효율이 떨어진다. 마치 자동차

냉각수가 부족해 엔진이 급속히 과열되는 것과 같다.

5. 기억해야 할 원칙

- 운동 전: 수분 저장고를 채운다.
- 운동 중: 갈증이 오기 전에 적게, 자주 마신다.
- 운동 후: 수분과 전해질을 함께 회복한다.
- 물 온도를 차갑지 않게 해서(10~15℃) 위장 부담을 최소화한다.
- 한 번에 500밀리리터 이상 마시지 않는다.

물은 단순히 목을 축이는 도구가 아니라 땀과 체온, 심혈관계와 근육 대사를 연결하는 핵심 연결체다. 물을 마시는 적절한 타이밍과 양을 지키는 것은 운동 능력을 끌어올릴 뿐 아니라 땀의 질을 결정짓는다.

억지로 짜낸 땀은
오래가지 않는다

많은 사람이 땀을 많이 흘려야 운동한 보람이 있다고 믿는다. 그래서 여름 한낮의 햇볕 아래서 달리기를 하거나, 실내 난방을 높이고 두꺼운 옷을 껴입은 채로 운동을 하기도 한다. 실제로 이렇게 하면 땀은 빠르게 그리고 많이 흐른다. 하지만 땀의 양이 곧 운동의 효과를 의미하는 것은 아니다.

더운 환경에서 흘리는 땀의 상당 부분은 지방이 아니라 수분이다. 체중이 단시간에 1~2킬로그램 줄어드는 것처럼 보일 수 있지만, 이는 지방이 연소된 결과가 아니라 땀을 통해 빠져나간 수분이 만든 착시다. 물을 마시면 금세 원래 체중으로 돌아간다. 체지방 감소는 온도보다 운동의 강도, 지속 시간 그리고 근육 사용량에 훨씬 더 크게 좌우된다.

고온 환경에서 운동할 때는 숨은 위험이 있다. 체온이 빠르게 오르기에 이를 식히기 위해 몸이 땀샘을 최대한 열어 둔다. 이 과정에서 수분과 함께 나트륨, 칼륨 같은 전해질이 빠르게 소실된다. 혈액량이 줄어들면 심장은 더 빠르게 뛰고, 근육과 뇌로 가는 산소와 영양이 부족해진다. 이로 인해 두통, 어지럼증, 심박 이상이 나타날 수 있고 심하면 열탈진이나 열사병으로 이어질 수 있다. 특히 심혈관 질환이나 고혈압, 갑상샘 기능 항진증이 있는 사람에게는 치명적일 수 있다.

또한 더운 곳에서 흘리는 땀은 체온 조절 효율이 떨어진다. 피부 표면의 땀이 증발해야 열이 방출되는데, 높은 온도와 습도에서는 땀이 증발하기 어렵다. 이렇게 증발하지 못하는 땀은 피부에 맺혀 흘러내릴 뿐 체온을 효과적으로 낮추지 못한다. 반대로 온도가 18~22℃, 습도가 40~60퍼센트인 환경에서는 땀이 잘 증발해 체온이 안정적으로 조절된다. 이처럼 땀의 양보다 중요한 것은 질, 즉 땀이 체온을 얼마나 효율적으로 낮추느냐다.

땀을 많이 흘리는 게 아니라 잘 흘려야 한다

물론 더운 환경에서 하는 운동이 무조건 나쁘다는 뜻은 아니다. 일정한 계획과 점진적인 노출을 통해 '열'에 적응해 가면 땀샘 반응과 체온 회복 속도가 빨라진다. 하지만 이는 전문가의 지도하에 진행해야 하고, 수분과 전해질을 철저히 보충해야 한다. 처음부터 고온에서 장시간 운동하는 것은 위험하며, 짧은 시간부터 시작해 몸이 점차 적응하게 해야 한다. 이런 방식은 특히 고온 환경에서 활동해야 하는 운동선수나 직업군에는 의미가 있겠지만, 일반인이 건강을 위해 하는 운동에서는 필수 요소가 아니다.

땀을 흘리는 데 최적의 환경은 생각보다 단순하다. 온도는 18~22℃, 습도는 40~60퍼센트가 이상적이다. 이 조건에서 통기성이 좋은 옷을 입고, 운동 전·중·후로 나누어 물을 소량씩 섭취하면 체온 조절과 대사 회복이 가장 효율적으로 이뤄진다. 이런 환경에서 흘리는 땀은 불필요한 체수분 손실을 최소화하면서 운동 후 피로 회복 속도를 높이고 심혈관계 부담을 줄인다.

땀을 빼기 위해 굳이 더운 환경을 만들 필요는 없다. 오히려 적정한 온도와 습도에서 몸을 꾸준히 움직이고, 회복이 가능한 범위 안에서 발한을 유도하는 것이 더 안전하고 효과적이다. 진짜 좋은 땀은 단순히 양이 많은 땀이 아니라 체온을 안정적으로 조절하며 대사를 돕는 땀이다. 하루에 한 번 몸이 개운해지고 마음까지 가벼워지는 '좋은 땀'을 흘리는 것, 그것이 1일 1땀의 진짜 목표다.

07

하루를 켜는 스위치
아침 땀

    아침에 흘리는 땀은 하루의 리듬을 만드는 신호탄이다. 밤새 체온은 약 0.5~1℃ 내려가고, 심박수와 혈압도 안정 상태로 유지된다. 이 느릿한 신체 엔진에 부드럽게 시동을 거는 것이 바로 아침 운동이다.

    아침 햇살을 받으며 몸을 움직이면 생체시계의 중심인 시교차상핵이 빛을 감지해 멜라토닌 분비를 멈추고, 코르티솔 분비를 서서히 증가시킨다. 코르티솔은 흔히 '스트레스 호르몬'으로 알려져 있지만, 아침에는 우리 몸을 깨우는 각성제 역할을 한다. 이 과정에서 심부 체온이 상승하고, 교감신경이 활성화되며, 혈액이 근육과 뇌로 빠르게 공급된다. 이렇게 준비된 몸은 아침 운동에서 흘리는 땀을 통해 하루를

7장 ㅣ 내 몸의 순환 스위치를 켜라　249

활기차게 시작한다.

아침 운동의 장점 중 하나는 지방 대사를 촉진한다는 것이다. 기상 직후는 간과 근육의 글리코겐 저장량이 상대적으로 낮아서 같은 강도의 운동이라도 지방이 에너지원으로 더 많이 사용된다. 특히 속보, 가벼운 조깅, 요가, 자전거 타기 같은 유산소 운동은 지방 산화를 촉진하면서도 무리가 적다. 다만, 혈당이 지나치게 낮은 상태에서 고강도 운동을 하면 저혈당에 빠질 위험이 있으므로, 필요하다면 바나나나 소량의 견과류처럼 소화가 빠른 간단한 간식을 섭취한 뒤 운동하는 것이 좋다.

아침 땀은 하루의 신경 리듬을 맞춘다

아침 땀이 하는 또 하나의 기능은 자율신경의 조정이다. 현대인의 생활 패턴은 늦게 자고, 늦게 일어나며, 온종일 교감신경이 긴장된 채로 지속되는 경우가 많다. 아침에 땀을 흘리면 심장 박동과 혈압이 부드럽게 올라가고, 운동이 끝난 후 부교감신경이 활성화되면서 하루 전체의 스트레스를 관리하는 데도 긍정적 영향을 준다. 연구에 따르면 아침 운동을 꾸준히 하는 사람은 스트레스를 더 안정적으로 관리할 수 있으며, 업무나 학습 집중도 역시 다른 사람들에 비해 높다.

이때 중요한 것은 강도와 시간이다. 기상 직후에는 근육과 관절이 아직 경직돼 있으므로, 처음 5~10분은 반드시 준비운동에 투자해야 한다. 이후 15~25분 정도 중강도의 운동을 이어 가면 체온이 서서히 올라가며 땀이 맺히기 시작한다. 땀을 많이 흘리겠다는 욕심으로 강도를 과도하게 높이면, 오히려 체내 수분과 전해질이 불필요하게 소실되고 오전 업무나 활동에 피로감을 줄 수 있다. '살짝 땀이 나고, 호흡이 가빠져 대화는 가능하지만 노래는 힘든' 정도가 적절하다. 사람마다 편차가 있을 수 있지만, 40분 내외에서 마무리하는 것이 바람직하다.

아침 운동을 야외에서 하면 일광욕 효과가 더해진다. 햇빛 속의 청색광은 뇌의 시상하부를 자극해 각성도를 높이고 세로토닌 분비를 촉진한다. 세로토닌은 기분을 안정시키고 집중력을 높이며, 저녁에는 멜라토닌으로 전환돼 숙면을 돕는다. 아침에 운동하며 흘린 땀 한 방울이 밤의 깊은 잠까지 연결되는 셈이다.

또한 아침 운동은 면역 활성화에도 도움을 준다. 땀을 흘리는 과정에서 체온이 일시적으로 올라가면 면역세포들이 더 활발하게 순환하며, 외부 병원체에 대한 감시 기능이 강화된다. 특히 환절기나 면역력이 약해지기 쉬운 시기에는 아침 땀을 꾸준히 흘리는 것이 하루의 방어력을 높이는 좋은 전략이다.

아침 땀의 핵심은 '운동량'이 아니라 '몸의 회복'에 있다. 지나친 발한보다는 몸과 마음이 하루의 리듬에 부드럽게 진입하도록 돕는 것이 중요하다.

리듬을 살리는
점심 땀

점심시간에 흘리는 땀은 오전의 피로와 오후의 무기력을 동시에 날리는 활력소 역할을 한다. 한낮에 잠깐이라도 몸을 움직이면, 오전 내내 쌓인 긴장이 풀리고 뇌와 근육으로 가는 혈류가 다시 활발해진다. 특히 현대인의 업무는 앉아서 하는 활동이 많으므로, 오전 3~4시간 동안 혈액 순환이 정체되고 하체 근육이 경직되는 문제를 초래한다. 이 상태로 점심 식사 후 나른한 오후를 맞이하면, 집중력 저하와 졸음 그리고 소화 불량까지 이어질 수 있다.

점심시간 운동의 첫 번째 장점은 혈당 조절이다. 점심 식사 후 혈당이 급격히 오르는 것은 자연스러운 현상이지만, 오랫동안 높은 혈당이 유지되면 인슐린이 과다 분비되고 오후의 에너지 저하와 졸음을 유발한다. 식후 30분에서 1시간 사이에 가벼운 유산소 운동을 하면 근육이 포도당을 적극적으로 흡수해 혈당 상승 폭을 완만하게 하고, 인슐린 저항성을 낮춰 준다. 이는 특히 혈당 관리가 필요한 사람들에게 중요한 습관이다.

두 번째 장점은 두뇌 활성화다. 점심 이후의 운동은 뇌로 가는 산소와 영양 공급을 늘려 업무 효율을 끌어올린다. 땀이 살짝 맺히는 수준의 운동을 하면 심박수가 올라가는데, 이때 뇌에서는 엔도르핀과 도파민이 분비돼 기분이 상쾌해진다. 연구에 따르면 식후 가벼운 신체 활동은 3~4시간 동안 집중력을 높이고, 스트레스 반응을 줄이며, 문제 해결 능력을 개선하는 효과가 있다.

짧아도 충분한 점심 땀

점심시간의 운동은 길고 복잡하게 할 필요가 없다. 직장 근처 공원이나 옥상 또는 사무실 주변을 10~15분 정도 빠르게 걷는 것만으로도 충분하다. '호흡이 약간 가빠지고, 미세한 땀이 나는 수준'을 유지하는 것이 중요하다. 이렇게 하면 체온이 서서히 올라가면서도 소화기관에 과도한 부담을 주지 않는다. 만약 날씨가 좋지 않다면 계단 오르기, 제자리에서 무릎 들기, 간단한 스쿼트나 스트레칭 등도 훌륭한 대안이다.

점심 운동에서 주의할 점은 타이밍이다. 식사 직후 곧바로 격렬하게 움직이면 위장으로 가야 할 혈류를 근육에 빼앗겨 소화 불량이나 복통을 겪을 수 있다. 최소 20~30분은 소화되기를 기다린 뒤, 중강도 이하의 운동을 하는 것이 바람직하다. 또한 식사량이 지나치게 많지 않아야 가벼운 운동을 하기에 적합하다.

점심의 땀은 저녁의 컨디션에도 영향을 미친다. 점심 이후 몸을 한 번 깨워 주면 오후 내내 혈류가 원활하게 유지되고 신진대사가 안정화된다. 이는 저녁 시간에 느끼는 피로와 무기력을 줄여 퇴근 후 운동 또는 취미 활동을 하거나 가족과 시간을 보낼 때까지 에너지를 제공한다. 특히 사무직 종사자처럼 온종일 앉아 있는 시간이 대부분인 사람에게는 이 '반짝 땀'이 혈관 건강을 지켜 준다.

점심시간에 흘리는 땀은 짧지만 확실한 전환점이 될 것이다. 아침의 땀이 하루의 시동을 건다면, 점심의 땀은 엔진을 다시 부드럽게 가동하는 재점화 스위치 역할을 한다. 하루 10~20분의 가벼운 움직임이 오후의 집중력, 혈당 안정, 기분 회복 그리고 장기적인 건강까지 가져다줄 수 있다. 그러니 바쁜 일정 속에서도 점심의 땀 한 방울을 챙기는 습관은 절대 가볍게 볼 일이 아니다.

09

하루를 정리하는
저녁 땀

저녁에 흘리는 땀은 하루를 마무리하는 동시에 낮 동안 쌓인 피로와 스트레스를 씻어 내는 역할을 한다. 특히 아침이나 점심에 운동할 시간이 없는 사람에게 저녁은 사실상 온전히 자신을 위해 확보할 수 있는 유일한 운동 시간이다.

온종일 뇌와 몸이 부담해야 했던 긴장과 압박 탓에 저녁 무렵이 되면 근육의 긴장, 혈액 순환 저하 그리고 교감신경의 과잉 활성이 몰려온다. 이때 적절한 운동으로 땀을 흘리면 근육이 풀리고, 심박수가 안정되며, 부교감신경이 서서히 회복 모드로 전환할 수 있다. 특히 유산소 운동과 가벼운 근력 운동을 결합하면, 온종일 쌓인 혈당과 혈중 지질을 효과적으로 소모할 수 있다. 저녁 운동 후의 땀은 체온을 낮추는 기능을 넘어 대사 찌꺼기와 스트레스 호르몬을 줄이는 디톡스 활동이 될 수 있다.

저녁 땀은 수면과 연결된다

저녁 운동에는 중요한 변수 하나가 있다. 바로 수면과의 관계다. 격렬한 운동을 잠자기 직전에 하면, 체온이 급격히 올라가고 심박수가 높아져 부교감신경으로 쉽게 전환되지 않아 숙면이 방해받을 수 있다. 따라서 저녁 운동은 잠자리에 들기 최소 2~3시간 전에는 마치는 것이 이상적이다. 이 시간적 여유를 두고 체온이 서서히 떨어지게 하면 땀을 통해 발생한 쾌적한 피로감이 효율적으로 숙면을 돕는다.

저녁 운동의 땀은 대사 회복에도 큰 역할을 한다. 현대인의 식습관을 보면 점심과 저녁에 고칼로리, 고탄수화물 식사를 많이 하는 경향이 있다. 특히 저녁 식사 이후 TV를 보거나 스마트폰을 들여다보느라 신체 활동이 거의 없는 상태가 되면, 혈당과 중성 지방이 오래 머물면서 혈관과 간에 큰 부담을 준다. 이때 저녁 운동으로 땀을 내면 식사 후 남은 포도당이 근육 글리코겐으로 저장되고, 혈중 지질이 에너지원으로 소모돼 대사 질환의 위험을 낮출 수 있다.

운동 강도는 중강도에서 시작해 점차 높여 가는 방식이 좋다. 직장인이라면 퇴근 후 바로 헬스장이나 공원으로 향해 가벼운 스트레칭,

조깅, 자전거 타기 등으로 몸을 푼 뒤 근력 운동이나 인터벌 트레이닝을 병행하면 효율이 높다. 땀이 이마와 등에 번지는 정도가 되면, 몸속 혈류가 전신을 순환하며 피로 물질과 노폐물을 배출하기 시작한다.

저녁 운동의 숨은 장점은 정신적 해방감이다. 하루 동안 쌓인 업무 스트레스와 사회적 압박감이 운동 중의 호흡 및 땀과 함께 빠져나간다. 실제로 운동 후에는 세로토닌과 엔도르핀이 분비돼 불안과 긴장을 완화하고 긍정적인 정서를 회복시킨다. 특히 규칙적인 저녁 운동은 하루를 '스트레스 축적의 끝'이 아니라 '회복과 충전의 시작'으로 바꾸는 전환점이 된다.

다만 저녁 운동 시에는 과도한 수분 손실을 주의해야 한다. 온종일 이미 수분이 상당량 빠져나간 상태인데 운동으로 땀까지 많이 흘리면 탈수 위험이 커진다. 운동 전후로 수분과 전해질을 충분히 보충하되, 카페인 음료보다는 미지근한 물이나 이온음료를 선택하는 것이 좋다.

저녁에 흘리는 땀은 하루 동안 무거워진 몸과 마음을 가볍게 풀어준다. 시간을 적절히 조정해 잠들기 전까지 체온과 심박수를 안정시키면, 저녁 땀은 다음 날 아침의 상쾌한 기상과 연결되고 장기적으로는 심혈관 건강, 대사 안정화, 정신적 회복력으로 이어진다.

10

아침, 점심, 저녁을 잇는 하루 땀 전략

1일 1땀은 특정 시간대에 국한해 실천하는 것이 아니라 하루 전체를 관통하는 생활 습관이다. 아침·점심·저녁의 땀은 각각 독립적인 역할을 하는 동시에 하나의 '땀 리듬'으로 연결된다. 아침 땀은 대사와 각성의 시동을 걸고, 점심 땀은 흐름을 재정비하며, 저녁 땀은 회복과 정화를 완성한다. 이 리듬이 안정적으로 반복되면 자율신경계가 하루 주기에 맞춰 유연하게 조절되고 혈압과 심박수, 호르몬 분비가 균형을 되찾는다.

하루에 땀을 흘리는 총 시간은 개인의 체력과 상황에 따라 다르지만 아침 10~20분, 점심 10분 내외, 저녁 30~40분 정도가 이상적이다.

이는 하루의 에너지 분배와 회복 주기를 최적화하는 '생체시계 운동법'이라고 할 수 있다.

1일 1땀 주간 실행 플래너

이 플래너는 아침·점심·저녁의 땀을 생활 속에 자연스럽게 배치해 단 7일 만에 몸의 '땀 리듬'을 되살리는 것을 목표로 한다. 중요한 것은 '강도'보다 '리듬'이다. 땀의 양이 많지 않아도, 하루의 주기 속에서 규칙적으로 반복되는 땀은 자율신경과 대사 시계를 재설정한다.

예시와 같이 자신만의 주간 실행 플래너를 작성해 보기 바란다. 다음 내용을 참고로 하되, 자신의 현재 여건과 체력에 맞게 재설정하면 된다(3장에서 소개한 '7일 집중 루틴'도 참고하자).

월요일

- 아침: 기상 후 10~15분 빠른 걷기, 스트레칭
  - 얼굴과 팔에 햇볕을 직접 쬔다.
- 점심: 식사 후 10분, 사무실 복도나 계단 오르기
  - 이마에 땀이 맺힐 정도로 심박수를 살짝 올린다.
- 저녁: 근력 운동 20분, 가벼운 유산소 운동 10분
  - 5분간 전신 스트레칭을 하며 마무리한다.

화요일

- 아침: 맨몸 스쿼트 30회와 팔 벌려 뛰기 1분 3세트
  - 창문을 열고 깊게 호흡하며 진행한다.
- 점심: 야외에서 빠른 걸음으로 걷기 8~10분
  - 햇볕과 바람을 느끼며 걷는다.
- 저녁: 요가 또는 필라테스 30분
  - 림프 순환과 긴장 완화에 초점을 둔다.

수요일

- 아침: 계단 5~6층 오르기
  - 중간에 심호흡을 하고, 하체 근육을 자극한다.
- 점심: 의자에 앉아 무릎 들어 올리기 1분 3세트, 서서 상체 회전 1분 3세트
- 저녁: 수영 30분 또는 실내 자전거 20분
  - 땀을 내면서 체온을 서서히 내린다.

목요일

- 아침: 줄넘기 1분 5세트
  - 리듬감 있게 땀을 유도한다.
- 점심: 식사 후 5분간 제자리 걷기, 팔 돌리기와 어깨 스트레칭 5분

- 저녁: 근력 운동(하체 중심) 20분, 가벼운 스트레칭 10분

금요일

- 아침: 공원에서 15분 산책
  - 가능한 한 나무와 꽃이 있는 곳을 찾아 심호흡한다.
- 점심: 계단 오르기 3층 2회, 손목·발목 풀기
- 저녁: 댄스나 음악에 맞춘 유산소 운동 30분

토요일

- 아침: 공복 가벼운 조깅 15분
  - 햇볕을 쬐면서 아침 공기를 흠뻑 들이마신다.
- 점심: 가족·친구와 함께하는 짧은 야외 활동(배드민턴, 가벼운 등산)
- 저녁: 반신욕 15분 후 스트레칭
  - 땀과 함께 피로 물질을 배출한다.

일요일

- 아침: 요가 호흡법 5분, 태양 경배 자세 5분, 가벼운 스트레칭
- 점심: 공원 걷기 20분
  - 식사를 마치고 나서 30분 이내에 시작한다.
- 저녁: 한 주를 정리하는 가벼운 명상, 족욕 15분

- 땀과 함께 긴장을 해소한다.

이 플래너에 적용할 팁을 소개하면 다음과 같다.

- 땀의 양보다 리듬이 중요하다. 매일 같은 시간대에 비슷한 강도의 운동을 반복하면서 땀을 내야 자율신경과 체온 조절 능력이 회복된다.
- 땀을 흘린 뒤에는 반드시 수분과 전해질을 보충한다. 맹물보다는 미네랄이 함유된 물이나 이온음료를 소량씩 자주 섭취한다.
- 아침 운동은 심장과 혈관의 안전을 위해 강도를 점진적으로 올리고, 저녁 운동은 수면 방해를 피하기 위해 잠들기 2~3시간 전에 마친다.

일주일 가운데 적어도 5회 이상은 실천해 보기 바란다. 단 한 달 만이라도 이 루틴을 지켜 나간다면 체온과 땀의 리듬이 재설정돼 계절이나 날씨 변화에도 쉽게 무너지지 않는 체력을 갖출 수 있을 것이다.

8장

·

땀 흘리기 전에
알아야 할 건강 지식

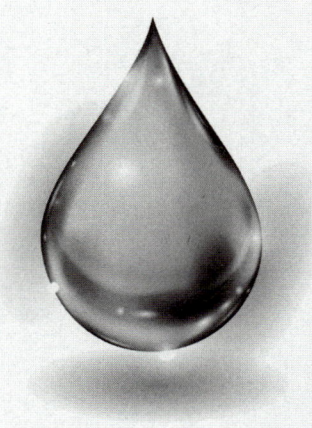

01

다한증이 생기는 원인

다한증은 '땀이 많은 체질' 정도로 가볍게 볼 수 있는 현상이 아니다. 의학적으로는 체온 조절과 무관하게 땀샘이 과도하게 활성화돼 일상생활에 불편을 주는 상태를 뜻한다. 이를 크게 원발성 다한증과 이차성 다한증으로 나누어 원인을 살펴볼 수 있다.

원발성 다한증은 기저 질환이 없는 상태에서 발생하며, 주로 손바닥·발바닥·겨드랑이·얼굴 등 특정 부위에 국한돼 나타난다. 전 세계 인구의 약 2~3퍼센트가 원발성 다한증을 경험하며, 대개 사춘기 전후 또는 18~25세에 증상이 두드러진다. 특징적인 점은 수면 중에는 거의 발한이 나타나지 않는다는 것이다. 깨어 있는 동안 교감신경이 활발하게 작동하며 땀샘이 과도하게 자극되지만, 부교감신경이 우세해지는 수면 시기에는 발한이 억제된다. 유전적 요인도 중요한데, 2020년 〈미국 피부과학회 저널(Journal of the American Academy of Dermatology)〉에 게재된 연구에 따르면 원발성 다한증 환자의 60~65퍼센트에서 가족력이 보고됐다. 이는 교감신경의 발한 조절 회로에 영향을 주는 유전자 변이가 일부 관여할 가능성을 시사한다.

이차성 다한증은 다양한 질환이나 약물이 원인이 돼 발생한다. 내분비계 질환에서는 갑상샘 기능 항진증이 대표적이며, 기초대사율이 비정상적으로 증가해 체온이 쉽게 올라가고 이를 식히기 위해 땀이 과다하게 분비된다. 당뇨병성 자율신경병증도 원인 중 하나이며, 신경 손상으로 발한 조절이 비정상적으로 이뤄진다. 신경계 질환 중에서는 파킨슨병, 척수 손상, 말초신경병증 등이 다한증을 유발할 수 있다. 또한 폐결핵, HIV(인간 면역결핍 바이러스), 말라리아와 같은 만성 감염 질환, 림프종·백혈병 같은 혈액암에서도 야간 발한이 특징적으로 나타난다.

약물 부작용도 주목할 만하다. 항우울제[특히 SSRI(선택적 세로토닌 재흡수 억제제) 계열], 일부 해열진통제, 혈당강하제(인슐린, 설포닐유레아계), 심혈관계 약물(칼슘채널차단제, 베타차단제), 일부 항생제 등은 땀샘을 직접 자극하거나 자율신경 균형을 깨뜨려 발한을 증가시킨다. 특히 약물로 인한 발한은 복용 시작 후 며칠에서 몇 주 이내에 나타나며, 복용을 중단하면 대개 호전된다.

호르몬 변화도 다한증의 중요한 촉발 요인이다. 여성의 경우 갱년기 에스트로겐 감소로 시상하부의 체온 조절 중추가 민감해져 체온이 약간만 올라가도 홍조와 발한이 발생한다. 이는 '갱년기 홍조성 발한(hot flash)'으로 불리며, 갑작스럽게 얼굴과 상체가 달아오르고 땀이 흘러내린다. 남성의 경우에는 테스토스테론 저하가 비슷한 기전을 통해 발한 조절을 흐트러뜨릴 수 있다.

심리적 요인 역시 간과할 수 없다. 불안, 긴장, 공포 등 강한 감정 자극은 편도체와 시상하부를 자극해 교감신경을 활성화하고, 그 결과 손·얼굴·겨드랑이에서 땀이 급격히 분비된다. 발표나 면접, 중요한 대인관계 상황에서 손에 땀이 차는 것은 이런 기전의 전형적인 예다.

또한 기온과 습도 같은 환경적 요인도 발한의 강도를 좌우한다. 고온다습한 환경에서는 체온을 유지하기 위해 발한이 촉진되는데, 원발성 다한증 환자는 이런 환경에서 증상이 더욱 심해진다. 반대로 찬 바람이나 실내 냉방 환경에서도 '역설적 발한'이 나타나는 경우가 있는데, 이는 교감신경 조절 회로의 불안정성이 원인이다.

다한증은 하나의 원인이 아니라 조절 장애다

다한증의 발생은 신경계(자율신경 조절 회로), 내분비계, 면역계, 심리적 스트레스 요인이 복합적으로 얽힌 결과다. 단순히 땀이 많은 체질로 치부하기보다는 원발성과 이차성을 구분하고, 기저 질환 여부를 확인하며, 유발 요인(질환, 약물, 호르몬, 심리)을 체계적으로 파악하는 것이 치료의 출발점이다. 실제로 미국 국립보건원(NIH) 차료에 따르면, 이차성 다한증 환자의 40퍼센트 이상이 기저 질환을 치료하자 발한 증상이 완화됐으며, 원발성 다한증 환자에게서도 생활 습관 조절과 약물·시술 치료로 삶의 질이 크게 개선될 수 있다고 보고됐다.

원인 불명의 발한이 계속된다면, 생활 습관을 점검함과 동시에 의학적 평가를 받아 봐야 한다. 먼저 발한이 나타나는 시간대, 부위, 동반되는 증상(심계항진, 체중 변화, 발열, 피로감 등)을 기록해 두면 진단하는 데 큰 도움이 된다. 이차성 원인이 의심되면 혈액 검사(혈당, 갑상샘 호르몬, 염증 수치 등)와 흉부 X-레이, 필요시 호르몬 및 종양 표지자 검사를 시행한다.

치료는 원인에 따라 다르다. 원발성 다한증이라면 국소 알루미늄염 제제, 이온도입법, 보톡스 주사가 효과적이다. 이차성이라면 원인 질환을 치료하는 것이 우선이다. 심리적 원인에는 인지 행동 치료, 이완 훈련, 명상 등이 도움이 된다.

'이유 없는 땀'은 몸이 보내는 경계경보일 가능성이 크다. 단순히 불편함으로만 여겨 방치하면 그 배경에 있는 질환이 더 진행될 수 있다. 반대로 원인을 찾아 교정하면 이유 없는 땀이 줄어들 뿐 아니라 전반적인 건강 상태도 함께 개선된다.

갱년기와
땀의 관계

갱년기의 땀은 인체의 호르몬·신경·혈관 조절 시스템이 동시에 재편되는 과정과 깊이 연결돼 있다. 특히 여성에게 갱년기는 에스트로겐 감소라는 급격한 생리 변화를 일으키는데, 이 변화가 체온과 땀샘 조절에 직접적인 영향을 준다.

에스트로겐은 생식 기능만 유지하는 호르몬이 아니다. 시상하부에 있는 체온 조절 중추를 안정적으로 작동하게 하는 '완충 장치' 역할도 한다. 정상적으로는 체온이 0.4~0.6℃ 정도만 변동해도 땀샘이 세밀하게 반응해 체온을 일정하게 유지한다. 하지만 갱년기 이후 에스트로겐이 급감하면 이 체온 조절 범위가 극도로 좁아진다. 결과적으로 체온이 평소보다 0.1~0.2℃만 올라가도 시상하부는 '과열 상태'로 인식하고, 피부 혈관 확장과 땀 분비를 동시에 지시한다.

이렇게 나타나는 대표적인 증상이 홍조와 발한이다. 홍조는 얼굴과 상체 피부 혈관이 확장되며 열감이 밀려오는 현상이고, 발한은 이 과열을 식히려는 체온 조절 반응이다. 북미 폐경 학회(North American Menopause Society)의 자료에 따르면, 갱년기 여성의 약 75~80퍼센트가 홍조와 발한을 경험하며 이 중 절반 이상이 5년 이상 지속된다. 특히 밤에 나타나는 야간 발한은 수면의 질을 떨어뜨리고, 만성 피로·기억력 저하·기분 변화로 이어지기도 한다.

갱년기의 땀은 나이 탓이 아니다

갱년기 발한은 단순한 호르몬 문제가 아니다. 에스트로겐 감소는 교감신경계의 과민 반응을 유발해 땀샘 활동이 더 민감해지게 한다. 교감신경은 원래 체온 변화·감정 반응·스트레스 상황에서 발한을 조절하는데, 갱년기에는 이 회로가 불안정해져 사소한 환경 변화나 심리적 자극에도 땀이 확 늘어나는 것이다.

또한 에스트로겐은 세로토닌과 노르아드레날린 같은 신경전달물질의 균형에도 관여한다. 이 물질들은 체온 조절뿐 아니라 기분과 수면에도 영향을 주기 때문에 갱년기 발한이 우울감, 불안감, 수면 장애와 함께 나타나는 경우가 많다. 2021년 〈임상 내분비학 및 대사 저널

(Journal of Clinical Endocrinology & Metabolism)〉에 게재된 연구에 따르면, 갱년기 발한이 심한 여성들이 그렇지 않은 여성보다 수면 효율이 평균 20퍼센트 낮았고 렘수면 비율도 감소한 것으로 보고됐다.

남성도 '남성 갱년기(안드로포즈)'에 발한을 경험할 수 있다. 테스토스테론이 점진적으로 감소하면, 시상하부의 체온 조절 안정성이 떨어지고 혈관 확장과 발한 반응이 과도해진다. 다만 남성은 호르몬 변화가 완만하게 진행되기 때문에 증상이 여성보다 덜 급격하게 나타난다.

갱년기 발한을 완화하려면 원인 기전을 파악하는 동시에 생활 습관을 관리해야 한다. 체온 조절에 민감한 환경을 줄이는 것이 우선이다. 실내 온도를 일정하게 유지하고, 카페인·알코올·매운 음식·뜨거운 음료처럼 말초 혈관을 확장시키는 요인을 피하는 것이 좋다. 규칙적인 유산소 운동과 근력 운동은 말초 혈관 반응을 안정화하고, 땀샘의 반응 역치를 높인다. 명상, 복식호흡, 요가 같은 부교감신경을 활성화하는 활동도 체온 변동에 대한 과민 반응을 줄이는 데 효과적이다.

약물 치료로는 호르몬 대체 요법이 대표적이며, SSRI·가바펜틴·클로니딘 등이 발한을 완화하는 데 사용된다. 그러나 무엇보다 개인의 건강 상태와 위험 요인을 평가한 뒤 치료법을 선택해야 한다.

갱년기에 땀이 나는 것은 호르몬-신경-혈관 시스템이 동시에 재조정되는 전환기의 현상이다. 이 시기를 현명하게 대처하면 땀으로 인한 불편뿐 아니라 수면·기분·심혈관 건강까지 개선할 수 있다.

03

나이 들수록
땀이 마르는 이유

나이가 들수록 땀이 줄어드는 것은 단지 '체력이 떨어져서' 나타나는 현상이 아니다. 땀샘 구조의 변화, 신경계 반응성 저하, 호르몬 분비 변화, 피부 혈류 감소가 복합적으로 얽혀 만들어지는 결과다. 마치 서서히 마르는 강처럼, 겉으로는 큰 변화가 없는 듯 보여도 내부에서는 점진적이고 구조적인 변화가 진행되고 있다. 그 원인을 몇 가지 짚자면 다음과 같다.

첫째, 땀을 만들어 내는 에크린샘의 수와 크기가 나이가 들수록 감소한다.

연구에 따르면, 20대와 비교했을 때 60대 이후에는 땀샘 밀도가 평균 15~20퍼센트가량 줄어든다. 땀샘의 개수가 줄어들 뿐 아니라 남아 있는 땀샘도 위축되고 분비 세포의 기능도 떨어진다. 특히 땀샘의 세포막에서 땀 분비를 촉발하는 이온 펌프 작용이 둔화하면서 같은 온도의 자극에도 분비되는 땀의 양이 적어진다.

둘째, 교감신경의 반응성 감소가 중요한 원인이다.

땀샘은 교감신경의 지배를 받는데, 나이가 들면 교감신경 말단에서 아세틸콜린이 분비되는 속도가 느려지고 땀샘이 이 신호를 받아들이는 수용체의 민감도도 떨어진다. 쉽게 말해 '땀을 내라'는 신호가 약해지고, 그 신호를 받아들이는 귀도 잘 들리지 않게 되는 것이다. 이 때문에 같은 운동 강도나 온도 조건에서도 젊을 때보다 땀이 훨씬 덜 난다.

셋째, 호르몬 분비 변화도 영향을 준다.

특히 성장호르몬과 성호르몬(에스트로겐·테스토스테론)은 땀샘의 세포 대사와 재생을 유지하는 데 관여한다. 중년 이후 이 호르몬들이 감소하면서 땀샘의 회복 속도가 느려지고, 열 스트레스에 대한 발한 반응이 무뎌진다. 여성의 경우 폐경 이후 에스트로겐 감소로 초기에는 발한이 증가할 수 있지만, 시간이 더 지나면 오히려 땀샘 활동이 급격히 저하돼 '건조한 피부와 적은 땀'이 특징이 된다.

넷째, 피부 혈류 감소도 빼놓을 수 없다.

땀샘은 피부 표면 가까이에 있어 혈액을 통해 열과 영양분을 공급받는데, 나이가 들면 피부 모세혈관의 밀도와 혈류량이 줄어든다. 그 결과 피부의 온도 조절 능력 자체가 떨어지고, 땀샘이 활성화되기 어려운 환경이 된다. 이는 발한량 감소뿐 아니라 체온 조절 능력 저하로도 이어져 무더운 날씨에 더 쉽게 지치는 이유가 된다.

이런 변화는 건강상 여러 함의를 가진다. 나이가 들어 땀이 잘 나지 않으면 여름철에는 열사병·열탈진 위험이 증가하고, 운동 시에는 체온이 과도하게 올라가 피로감이 심해진다. 또 땀을 통한 노폐물 배출과 피부 보습 기능이 떨어져 피부 건조와 가려움, 상처 회복 지연이 발생하기 쉽다.

발한 기능을 완전히 되돌릴 수는 없지만, 일정 부분 유지하거나 늦출 수 있다. 유산소 운동과 근력 운동을 규칙적으로 하면 피부 혈류가 증가하고 교감신경 반응성이 높아진다. 사우나나 반신욕처럼 온열 자극을 주는 습관은 땀샘을 훈련하는 효과가 있어서 남아 있는 땀샘의 기능을 활성화한다. 단, 심혈관 질환이나 고열 질환 위험이 있는 사람은 반드시 의학적 상담을 받은 후 시행해야 한다. 충분한 수분 섭취, 피부 보습 관리, 항산화 영양소 섭취(비타민 C·E 등)도 땀샘과 피부 대사를 돕는다.

나이가 들수록 땀이 마르는 이유는 '몸의 수분이 줄어서'가 아니라 땀샘·신경·호르몬·혈류라는 네 개의 축이 동시에 약해지기 때문이다. 이 네 축을 가능한 한 오래 건강하게 유지하는 것이 나이 들어서도 '건강하게 땀 흘릴 수 있는 몸'을 지키는 길이다.

04

땀 때문에 생기는 문제는
따로 있다

땀이 나는 것은 체온을 조절하고 노폐물을 배출하는 중요한 생리 기능이지만, 상황과 조건에 따라서는 다양한 문제를 유발할 수 있다. 이 문제들은 단순한 불편감을 넘어 생활의 질 저하와 건강상의 위험으로 이어질 수 있다. 의학적으로 살펴보면, 땀과 관련된 문제는 크게 양, 성분, 환경적 요인에 따라 구분할 수 있다.

첫째, 과도한 발한(다한증)이다.

앞서 봤듯이 다한증은 땀이 필요 이상으로 많이 나는 상태로, 전체 인구의 약 2~3퍼센트에서 나타난다. 특히 손바닥, 발바닥, 겨드랑이,

얼굴 등에 국소적으로 땀이 집중되는 국소다한증과 전신에서 땀이 나는 전신다한증으로 나눌 수 있다. 국소다한증은 주로 교감신경의 과도한 활성화로 생기며, 유전적 경향이 있는 경우가 많다. 전신다한증은 갑상샘 기능 항진증, 폐경기, 일부 약물(항우울제, 해열진통제 등), 감염성 질환, 암 등 전신 질환과 관련이 있다. 다한증은 사회생활에 큰 불편을 주고, 피부가 항상 젖어 있어 세균·곰팡이 감염 위험이 커진다.

둘째, 땀띠(한진)다.

땀샘과 피부 표면을 연결하는 땀 관이 막혀 땀이 피부 안에 갇히면 작은 물집이나 붉은 발진이 생긴다. 고온다습한 여름철이나 환기가 잘 되지 않는 환경에서 오래 땀을 흘릴 때 흔히 발생한다. 특히 영유아, 노인, 침상 생활을 하는 환자처럼 피부에 공기가 잘 통하게 하거나 체온을 수월하게 조절하기 어려운 사람에게 잘 생긴다. 대개 가려움이나 따가움이 동반되며, 심한 경우 2차 세균 감염으로 농가진 같은 피부 질환으로 번질 수 있다.

셋째, 탈수와 전해질 불균형이다.

땀은 수분과 전해질을 함께 배출한다. 특히 고온 환경에서 장시간 땀을 흘리면, 체내 수분 손실과 함께 전해질 농도가 급격히 변해 두통, 어지럼증, 근육 경련, 피로감이 나타난다. 심하면 열탈진이나 열사병으로 진행될 수 있다. 장시간 운동을 할 때는 시간당 0.4~0.8리터의 수분을 보충하되, 전해질이 포함된 음료를 함께 마셔야 한다.

넷째, 좋지 못한 체취(땀 냄새)다.

신선한 땀은 거의 무취지만, 피부 표면의 세균이 땀 속 단백질과 지방산을 분해하면서 특유의 냄새가 발생한다. 특히 아포크린샘이 발달한 겨드랑이나 사타구니에서 나는 땀이 냄새가 심하다. 스트레스 상황에서 분비되는 땀은 성분상 세균 분해가 빨리 진행되고, 이 때문에 불쾌한 체취가 강해진다. 위생 관리, 면 소재 옷 착용, 항균 비누 사용으로 대부분 해결되는데 필요하다면 보톡스 주사나 미라드라이(miraDry) 같은 시술이 도움 될 수 있다. 그나마 다행인 것은 한국인은 다른 인종에 비해 유전적으로 땀 냄새가 덜하다는 점이다.

영국 브리스틀대학교 연구진은 'ABCC11 유전자(ABC 수송체 유전자)'의 분포가 땀 냄새에 영향을 미친다는 사실을 밝혀냈다. 연구진은 ABCC11 유전자가 'G 대립 유전자'와 'A 대립 유전자'로 나뉜다는 사실에 착안해 연구를 진행했다. 실험 참가자 중 G 유전자를 가진 사람은 겨드랑이 냄새를 촉진하는 아포크린 분비가 활발하게 이뤄졌다. 그에 비해 A 유전자 보유자는 아포크린 분비가 적었다. G 유전자는 주로 유럽이나 아프리카인에게, A 유전자는 주로 동아시아인에게 많았다. 특히 한국인 중에는 G 유전자가 거의 없는 것으로 나타났는데,

겨드랑이 냄새가 타 인종보다 약한 것이 이 때문이다.

다섯째, 피부 질환의 악화다.

아토피피부염, 지루피부염, 무좀 같은 질환은 땀과 밀접한 관련이 있다. 예를 들어 아토피피부염 환자는 땀 속의 염분과 산도 변화가 피부 장벽을 자극해 가려움과 염증을 악화할 수 있다. 무좀은 발이 땀에 젖은 채로 오래 있으면 곰팡이 번식이 쉬워져 재발이 잦아진다.

마지막으로, 심리적·사회적 문제다.

특히 다한증 환자들은 악수, 필기, 전자기기 사용, 미용 활동 등 일상적인 행위에서 어려움을 겪으며 이로 인한 대인 기피나 불안 장애가 발생하기도 한다. 실제 연구에 따르면, 심한 다한증 환자의 약 20~30퍼센트가 우울증이나 불안 증상을 동반한다.

땀으로 인한 문제를 줄이기 위해서는 원인을 파악하고 상황에 맞춰 대응해야 한다. 예를 들어 땀띠가 잦다면 환기와 의류 재질 개선이, 탈수 위험이 크다면 수분·전해질 보충이, 다한증이 심하다면 신경 차단 치료나 약물 요법이 필요하다. 땀을 '건강의 신호'로 이해하고, 그 변화를 민감하게 관찰하는 것이 문제 예방의 첫걸음이다.

땀 흘린 뒤
전해질 보충하는 법

땀은 수분만이 아니라 우리 몸의 중요한 전해질을 함께 품고 나간다. 땀에는 나트륨, 칼륨, 칼슘, 마그네슘 등 세포 기능과 근육·신경 활동에 필수적인 미네랄이 녹아 있다. 특히 나트륨과 칼륨은 체액의 삼투압을 유지하고 신경 자극을 전달하는 데 핵심적인 역할을 하며, 마그네슘과 칼슘은 근육의 수축과 이완, 심장의 박동 조절에 관여한다.

땀을 많이 흘리면 이 전해질이 수분과 함께 빠져나가면서 전해질 불균형이 생긴다. 대표적인 증상으로는 근육 경련, 두통, 어지럼증, 극심한 피로 등이 있으며 심하면 의식 저하까지 나타난다. 스포츠 의학 연구에 따르면, 고온 환경에서 1시간 동안 격렬한 운동을 하면 평균 800~1,400밀리리터의 땀을 흘리고 이 과정에서 나트륨 800~1,400밀리그램이 소실된다. 특히 땀을 많이 흘리는 사람은 나트륨 손실량이 더 크기 때문에 주의가 필요하다.

전해질 보충의 핵심 원칙은 '시기, 성분, 양'이다.

1. 시기

땀이 나기 전에 미리 수분과 전해질을 보충하는 '프리 하이드레이션(pre-hydration)'이 중요하다. 운동 전 2시간 이내에 물 400~600밀리리터를 섭취하고, 30분 전에는 나트륨이 소량 포함된 음료를 마시면 좋다. 운동 중에는 갈증을 느끼기 전에 15~20분마다 150~250밀리리터씩 보충하는 것이 이상적이다.

2. 성분

그냥 생수만 마시면 혈중 나트륨 농도가 떨어져 저나트륨혈증이 생길 수 있다. 이를 막으려면 나트륨이 포함된 전해질 음료나 소금이 약간 첨가된 물을 마셔야 한다. 나트륨과 함께 칼륨, 마그네슘, 칼슘도 균형 있게 섭취하는 것이 중요하다. 예를 들어 바나나는 칼륨 보충에, 견과류와 시금치는 마그네슘 공급에, 유제품은 칼슘 보충에 도움이 된다.

3. 양

운동 후에는 체중 감소량의 1.2~1.5배에 해당하는 수분을 보충해야 한다. 예를 들어 운동 전후 체중 차이가 1킬로그램이라면 약 1.2~1.5리터의 수분과 함께 전해질을 섭취해야 한다. 이때 흡수율을 높이기 위해 당 함량이 4~8퍼센트인 스포츠음료를 마시면 좋다.

시간대별 전해질 보충 방법

아침에는 밤새 빠진 수분과 전해질을 채워 주는 것이 중요하다. 아침에 우리 몸은 하루 중 상대적으로 심한 탈수 상태에 놓여 있다. 자는 동안 땀과 호흡으로 약 300~500밀리리터의 수분이 빠져나가고, 나트륨과 칼륨도 소량 손실된다. 특히 여름철 열대야나 난방이 강한 겨울에는 아침 혈액 점도가 평소보다 높아진다.

아침 운동 전에는 맑은 물 200~300밀리리터와 함께 바나나를 먹거나 소금 한 꼬집을 넣은 미지근한 물을 마신다. 바나나는 칼륨을 보충해 신경과 근육 반응 속도를 높여 주고, 소량의 나트륨은 세포외액의 삼투압을 안정시켜 운동 시 탈수를 늦춰 준다. 가벼운 유산소 운동이라면 물만으로도 충분하지만, 땀을 많이 흘리는 사람이라면 전해질 음료를 조금 곁들이는 것이 좋다.

점심시간에 하는 운동은 시간이 짧은데도 생각보다 전해질 손실이

크다. 햇볕이 강한 시간대라 체온 상승이 빠르고, 직장인이나 학생은 에어컨과 더운 실외를 오가는 과정에서 땀을 급격히 흘리기 때문이다. 나트륨과 칼륨 소실이 많으므로, 운동 직후 미네랄이 포함된 탄산수, 구운 감자, 토마토 같은 식품이 효과적이다.

또한 점심에는 마그네슘 보충도 신경 써야 한다. 마그네슘은 근육의 이완을 돕고, 오후의 피로감과 긴장을 줄인다. 견과류 한 줌, 아몬드 밀크, 시금치 샐러드가 좋은 선택이다. 운동량이 많았을 때는 4~8퍼센트 농도의 당분이 들어간 스포츠음료를 150~250밀리리터 마시면 흡수율이 올라간다.

또 저녁 운동은 하루의 스트레스를 해소하고 혈당을 조절한다는 점에서 유익하지만, 강도가 지나치면 체온과 심박수가 늦게까지 높게 유지돼 수면을 방해할 수 있다. 따라서 저녁에는 고강도보다는 중강도 이하의 운동으로 땀을 빼고, 이후 전해질을 충분히 보충하면서 체온을 안정시키는 것이 좋다.

저녁 식사에 포함시키면 좋은 전해질 식품은 달걀(칼륨·나트륨 균형), 연어(마그네슘·오메가3), 해조류(칼슘·마그네슘)다. 땀을 많이 흘렸다면 운동 직후 30분 이내에 300~500밀리리터의 전해질 음료를 마시고, 수분은 1~2시간에 걸쳐 나눠 섭취한다.

운동 강도별 전해질 보충 비율

- 저강도(30분 이하, 땀 소량): 물 중심, 칼륨 보충용 과일(바나나, 오
  렌지) 추가
- 중강도(30~60분, 땀 중간): 물 70퍼센트, 전해질 음료 30퍼센트, 나
  트륨·칼륨 포함 식품 곁들이기
- 고강도(60분 이상, 땀 다량): 전해질 음료 50퍼센트 이상, 나트륨·
  칼륨·마그네슘 모두 보충

운동 후 30분 이내에 전해질을 보충하는 것이 가장 효과적이다. 이 시간대에는 세포막의 전해질 수송 효율이 높아져 흡수율이 20~30퍼센트 향상된다. 여기에 수분 보충량은 운동 전후 체중 감소량의 1.2~1.5배로 계산한다.

전해질 보충은 갈증 해소를 넘어 심장과 신경, 근육 기능을 안정적으로 유지하는 생존 전략이다. 땀을 많이 흘렸다면 '물을 많이 마셨다'로 끝내지 말고 전해질의 균형까지 챙기는 습관을 들이자. 그래야 땀이 건강한 체온 조절 신호로 남고, 탈수나 근육 경련 같은 부작용 없이 활력을 유지할 수 있다.

땀 때문에
피부가 신경 쓰인다면

땀은 체온 조절을 위해 꼭 필요한 생리 반응이지만 피부에 오래 머물러 있거나 세균과 만나면 다양한 피부 문제를 유발할 수 있다. 특히 여름철 고온다습한 환경이나 운동 후 땀을 오래 방치하는 습관은 피부 장벽을 무너뜨리고 염증 반응을 촉발한다.

땀에는 소금기와 단백질 분해 효소가 들어 있는데 이것이 피부 표면의 산도를 변화시키고, 각질층의 수분을 빼앗아 미세한 균열을 만든다. 그 틈으로 세균이나 곰팡이가 침투하면 가려움, 발진, 홍반, 심한 경우 농가진이나 모낭염으로 발전할 수 있다. 일본 피부과학회 보고에 따르면, 고온다습한 환경에서 땀띠(한진증)가 나타날 확률은 일반적인 조건보다 3배 이상 높고 땀을 자주 흘리는 사람의 절반 이상이 1년에 한 번 이상 땀 관련 피부 트러블을 경험한다.

특히 땀이 많이 나는 부위는 피부가 접히거나 마찰이 많은 부위여서 문제를 키운다. 목뒤, 겨드랑이, 가슴 밑, 허벅지 안쪽, 팔꿈치 안쪽 등이 대표적이다. 이런 부위는 땀이 잘 마르지 않고 통풍이 어려워 세균 번식의 온상이 된다. 땀 때문에 피부 트러블이 일어나지 않도록 다음과 같이 관리하자.

첫째, 가능한 한 땀을 빨리 닦아내는 것이 중요하다.

외출 시에는 부드럽고 흡수성이 좋은 손수건이나 땀 전용 티슈를 휴대하고, 운동 후에는 30분 이내에 샤워해 소금기와 노폐물을 제거한다.

둘째, 샤워 후에는 피부를 완전히 말린다.

그리고 필요하다면 보습제를 발라 피부 장벽이 건조 때문에 무너지지 않게 한다.

셋째, 통풍이 잘되는 의류를 선택하고, 합성섬유보다는 땀 흡수와 건조가 빠른 면이나 기능성 원단으로 된 옷을 입는다.

넷째, 땀띠나 발진이 자주 생기는 부위에는 땀 흡수 파우더나 비자극성 진정 크림을 미리 발라 둔다.

단, 파우더는 상처나 습진 부위에 직접 바르면 오히려 염증을 악화시킬 수 있으므로 주의해야 한다.

다섯째, 땀으로 인한 피부 트러블이 반복되면 피부 표면 세균군의 균형이 무너졌을 가능성이 있다.

이때는 항균 세정제를 일시적으로 사용하는 것도 도움이 된다. 그러나 과도한 세정은 피부 장벽을 손상시킬 수 있으니 주 2~3회 정도로 제한하는 것이 좋다.

여섯째, 곰팡이성 피부염(무좀, 어루러기 등)이 의심된다면 곧바로 항진균 치료를 시작해야 한다.

이런 피부염은 가려움이 심하고 경계가 뚜렷한 발진이 나타나며, 땀을 많이 흘린 후 악화되는 특징이 있다.

땀으로 인한 피부 문제를 막는 핵심은 '빠른 제거, 적절한 건조, 피부 장벽 보호'다. 땀은 건강함을 보여 주는 지표이지만 방치하면 피부의 적이 된다. 땀 관리만이 아니라 피부 관리도 병행하는 것이 바람직하다.

07

땀 흘린 몸이
좋아하는 음식

땀을 많이 흘렸다면 시원한 물 한 잔으로 끝낼 일이 아니다. 땀에는 수분만이 아니라 나트륨·칼륨·칼슘·마그네슘 같은 전해질, 소량의 아미노산과 수용성 비타민까지 포함돼 있다. 이를 잃으면 체내 균형이 깨진다. 특히 여름철 고온 환경이나 격한 운동 후에는 체중의 2~3퍼센트를 넘는 수분이 손실될 수 있는데 이 정도만 돼도 두통, 피로, 집중력 저하, 근육 경련 같은 증상이 나타난다. 심하면 4~5퍼센트 이상까지 손실되면서 탈수로 인한 어지럼증, 심박수 증가, 체온 조절 장애가 발생할 수 있다. 따라서 땀을 많이 흘린 직후에는 수분과 전해질 그리고 회복을 돕는 에너지원을 꼭 섭취해야 한다.

첫째, 나트륨과 수분을 동시에 보충하는 것이 우선이다.

나트륨은 세포외액의 주요 전해질로, 땀과 함께 빠져나가면 혈액량이 줄고 혈압이 떨어진다. 이때 단순히 물만 마시면 혈액 속 나트륨 농도가 낮아지는 저나트륨혈증이 생길 수 있다. 이를 예방하려면 오이냉국, 나트륨이 들어 있는 맑은 된장국, 미소국, 소금을 살짝 넣은 토마토 주스처럼 수분과 염분이 함께 들어 있는 음식을 섭취하는 것이 좋다.

둘째, 칼륨과 마그네슘을 반드시 챙겨야 한다.

칼륨은 세포 내 전해질로, 나트륨과 균형을 이뤄 신경과 근육의 전기적 활동을 조절한다. 바나나, 키위, 수박, 토마토, 아보카도, 시금치 같은 음식은 칼륨이 풍부해 심장 박동 안정과 근육 경련 예방에 좋다. 마그네슘은 근육 수축과 이완, 신경전달, 에너지 대사에 관여하며 특히 땀을 많이 흘린 뒤에 나타나는 종아리 쥐나 근육 떨림을 예방한다. 견과류, 해바라기씨, 다크초콜릿, 두부, 통곡물빵이 좋은 공급원이다.

셋째, 수용성 비타민을 보충해야 한다.

비타민 C와 B군은 피로 회복과 에너지 대사에 직접적으로 작용하는데, 땀과 함께 쉽게 손실된다. 비타민 C는 오렌지·자몽·딸기·블루베리·파프리카 등에 풍부하며, 면역 기능과 피부 회복에 도움을 준다.

비타민 B군은 전곡류·달걀·살코기·유제품에 고루 들어 있으며, 땀을 흘린 후 에너지를 빠르게 회복할 수 있도록 돕는다.

넷째, 단백질 보충도 간과해서는 안 된다.

땀을 많이 흘린 뒤에는 대사 속도가 빨라져 근육 단백질 분해가 촉진되는데, 이를 방치하면 회복 속도가 느려진다. 소화가 잘되는 달걀, 두부, 저지방 요거트, 닭가슴살, 흰살생선이 좋은 선택이다. 특히 운동 후 30분 이내에 단백질과 탄수화물을 함께 섭취하면 글리코겐 재합성과 근육 회복이 극대화된다.

다섯째, 장 건강을 위한 발효식품을 곁들이면 회복이 더 빨라진다.

김치, 요구르트, 케피어, 된장, 청국장 같은 발효식품은 장내 미생물 균형을 회복시키고 땀으로 인한 면역력 저하를 막는다. 장내 환경이 안정되면 영양소 흡수율이 높아져 회복 속도가 빨라진다.

여섯째, 장시간 격한 운동을 했을 때는 탄수화물과 단백질을 3:1 비율로 섭취하는 것이 이상적이다.

예를 들어 바나나와 그릭요거트, 현미밥과 달걀, 통곡물빵과 닭가슴살샌드위치는 훌륭한 회복식이다. 이런 조합은 혈당을 안정시키면서 근육 글리코겐을 빠르게 채워 준다.

마지막으로, 카페인 음료나 알코올은 피해야 한다.

카페인은 이뇨 작용을 촉진해 수분 손실을 가속화하고, 알코올은 체온 조절을 방해하며 전해질 균형을 더 불안정하게 한다. 그 대신 미지근한 물, 허브티, 저당 코코넛워터 같은 음료가 이상적이다. 코코넛워터는 천연 전해질 음료로 나트륨과 칼륨이 다량 함유돼 있다.

땀을 흘린 뒤의 식사는 단순히 허기를 채우는 일이 아니다. 수분과 전해질, 에너지와 회복 영양소를 균형 있게 공급해 몸의 항상성을 되찾게 하는 일이다. 땀을 흘린 후에 무엇을 먹느냐는 땀을 잘 흘리는 것만큼이나 건강 발한의 완성도를 결정한다. 땀은 체온을 조절하는 생리 반응이지만, 그 이후의 영양 공급이 제대로 이뤄져야만 이 과정이 건강에 도움이 된다.

사계절 공통, 특수 대상 별도 가이드

대상 권장 활동 강도	예시 활동	권장 음료·식품
노인(60세 이상) 저·중강도	걷기, 수영	미지근한 물, 두유, 삶은 달걀, 단호박

주의 사항: 탈수 증상(둔감한 갈증 반응, 어지럼·두통·졸림) 반드시 체크

어린이·청소년(7-18세) 체육활동	학교 스포츠	물, 과일(수박·귤), 무가당 요구르트

주의 사항: 탄산음료·에너지음료·색소 많은 음료 금지

봄·가을 운동 후 회복식 가이드

운동 강도 권장 연령대	예시 활동	권장 음료·식품
가벼운 활동 전 연령	걷기, 요가, 스트레칭	미지근한 물, 보리차, 오이·토마토 등 수분 많은 채소

주의 사항: 단 음료, 카페인 과다 섭취 피하기

중강도 활동 20~40대	빠른 걷기, 가벼운 러닝, 자전거	물+소금 약간, 바나나, 달걀, 통곡물빵

주의 사항: 운동 후 20분 이내 수분 보충

고강도 활동 20~50대	인터벌 트레이닝, 등산, 축구	전해질 음료, 견과류, 닭가슴살, 삶은 달걀

주의 사항: 당분 많은 스포츠음료 과다 섭취 금지

여름 운동 후 회복식 가이드

운동 강도 권장 연령대	예시 활동	권장 음료·식품
가벼운 활동 전 연령	가벼운 산책, 일상 활동	냉침 허브티, 수박, 참외, 무가당 코코넛워터

주의 사항: 매우 차가운 음료 과다 섭취 금지

중강도 활동 20~40대	조깅, 수영, 자전거	전해질 보충 음료, 오렌지·키위 등 과일, 저염 요거트

주의 사항: 땀 많이 흘리면 전해질 우선 보충

고강도 활동 20~40대	장시간 야외 운동, 격렬한 운동	시원한 보리차, 무가당 코코넛 워터, 채소+단백질 식단

주의 사항: 급격한 체온 변화, 얼음물 과다 섭취 금지

08

땀 흘린 뒤 하는
가장 흔한 실수

땀을 흘린 직후 시원한 에어컨 바람을 쐬는 것은 순간적으로 쾌감을 주지만, 우리 몸의 생리 작용을 고려하면 건강에 썩 유익한 일은 아니다. 땀은 단순히 피부 표면에 맺힌 물방울이 아니라 체온을 낮추기 위해 땀샘에서 분비된 수분이 피부에서 증발하며 열을 빼앗아 가는 '증발 냉각' 과정의 한 요소다. 그런데 땀을 흘린 직후 차가운 바람을 강하게 맞으면, 이 증발 과정이 갑자기 멈추면서 체온 조절 리듬이 어긋난다.

체온 조절은 피부 혈관의 확장과 수축, 땀샘의 개폐, 자율신경계의 정교한 조율로 이뤄진다. 운동이나 활동 후 땀을 흘리는 동안은 피부 혈관이 확장돼 열을 밖으로 방출하는 상태다. 이때 갑자기 찬 공기를 맞으면 피부 혈관이 급격히 수축하고, 자율신경계가 교감신경 우위를 보이며 심박수와 혈압 변동이 커질 수 있다. 특히 심혈관 질환이 있거나 고혈압, 부정맥이 있는 사람에게는 이 정도의 변화만으로도 위험해질 수 있다.

또한 땀이 피부에 그대로 남아 있는 상태에서 찬 바람을 맞으면 표면 온도가 급격히 떨어져 모공이 닫히고, 땀이 마르지 못해 '습한 피부'가 남는다. 그러면 세균이 번식하거나 피부 트러블이 발생하기 쉬우며 땀띠나 모낭염, 곰팡이 감염 같은 피부 질환이 생길 위험이 커진다. 더 나아가 체온이 갑자기 떨어지면 근육과 관절의 혈류량이 줄어 경직이 생기고, 운동 후 근육통이나 담 결림이 심해질 수 있다.

학술적으로도, 미국스포츠의학회는 운동 후 체온을 회복할 때 '점진적 냉각' 과정을 권고한다. 체온이 안정권에 들어올 때까지 가볍게 움직이면서 온도가 서서히 낮아지게 해야 한다는 뜻이다. 갑작스러운 강한 냉방은 회복 과정에서 심혈관계의 부담을 높일 수 있다는 연구 결과도 보고됐다.

그렇다면 어떻게 해야 안전할까? 땀을 흘린 직후에는 먼저 그늘이나 통풍이 잘되는 시원한 장소로 이동해 5~10분 정도 자연 환기를 통해 땀을 말린다. 이때 마른 수건으로 피부 표면의 땀을 닦아 주면 증발 냉각이 효율적으로 이뤄져 체온이 부드럽게 내려간다. 이후 미지근한 물로 샤워를 하거나, 에어컨 바람을 약하게 해 24~26℃ 정도에서 서서히 식히는 것이 좋다.

결론적으로, 땀을 흘린 직후 곧장 강한 에어컨 바람을 맞는 것은 땀의 효과를 순간적 시원함과 맞바꾸는 현명하지 못한 처사다. 심혈관 질환자, 면역력이 약한 노인, 갑작스러운 온도 변화에 민감한 사람은 특히 주의해야 한다. 땀을 '서서히 식히는 시간'을 보내야만 건강한 발한이 마무리된다.

사우나와 찜질
제대로 해야 약이 된다

찜질과 사우나는 수천 년 전부터 인류가 건강과 회복을 위해 사용해 온 대표적인 발한 방법이다. 북유럽의 사우나, 일본의 온천, 한국의 찜질방까지 문화는 다르지만 몸을 덥혀 땀을 흘린다는 공통점이 있다. 그러나 현대 의학의 시선으로 보면, 사우나와 찜질은 '누구에게나 무조건 좋은 것'이 아니라 건강 상태와 방법에 따라 '약'이 될 수도 있고 '독'이 될 수도 있는 양날의 검이다.

먼저 사우나와 찜질의 이로운 면부터 살펴보자. 고온 환경에 들어가면 체온이 1~2℃ 상승하고, 피부 혈관이 확장되며 혈류량이 증가한다. 그 결과 전신 순환이 촉진돼 뭉쳤던 근육이 풀리고, 관절이 부드러워지며, 노폐물과 젖산 배출이 원활해진다. 특히 15~20분 정도의 건식 사우나는 심박수를 분당 20~30회 높이고 혈관 내피(혈관 가장 안쪽을 덮는 얇은 세포층으로 혈관의 확장과 수축, 혈전 생성 등의 조절 작용을 함)의 기능을 개선하는데, 이는 심혈관에 가벼운 유산소 운동을 한 것과 비슷한 효과를 준다. 핀란드에서 20년간 2,300여 명을 추적 조사한 연구에서는 주 4~7회 사우나를 즐긴 사람들의 심혈관 질환 사망률이 주 1회 이하인 사람보다 약 50퍼센트 낮았다. 이는 사우나가 '휴식'을 넘어 혈관 건강에 기여할 수 있음을 보여 준다. 또한 고온 환경은 뇌에서 엔도르핀과 도파민 분비를 촉진해 스트레스를 완화하고 기분을 개선하는 데 도움을 준다.

하지만 이런 장점 뒤에는 숨겨진 위험도 도사리고 있다. 고온에 오래 노출되면 혈압이 급격히 떨어지고 탈수가 진행될 수 있다. 특히 심장 질환, 뇌혈관 질환, 저혈압 환자에게는 큰 위험이 될 수 있다. 갑작스러운 혈관 확장으로 어지럼증을 겪거나 실신할 수 있고, 고령자나 체력이 약한 사람은 체온 조절 기능이 떨어져 열탈진·열사병 위험이 커진다. 또한 사우나 직후에 차가운 물로 급격히 냉각시키는 '온·냉 교대욕'은 혈압 변동 폭을 키워 심장과 뇌에 부담을 줄 수 있으므로, 평소 고혈압이나 협심증 병력이 있다면 피하는 것이 좋다.

전문가들은 사우나와 찜질을 '약'으로 만드는 기준을 이렇게 설명한다. 첫째, 시간은 15분 내외로 제한하고, 중간에 물을 충분히 마셔야 한다. 둘째, 온도는 건식 사우나라면 80~90℃, 습식이라면 40~50℃가 적당하며, 높은 온도에서 무리하게 오래 버티는 것은 이득보다 손해가 크다. 셋째, 빈도는 주 2~4회가 적절하다. 매일 과도하게 즐기면 피부 건조, 탈수, 미네랄 소실이 심해질 수 있다. 넷째, 건강 상태를 반드시 고려해야 한다. 감기, 급성 염증, 고열, 음주 직후 그리고 심혈관계 질환이 악화되는 와중에는 피하는 것이 안전하다.

　찜질과 사우나는 '몸을 덥혀 땀을 흘린다'는 단순한 행위 같지만, 그 효과와 위험은 개인의 건강 조건이나 온도·시간·빈도에 따라 극명하게 달라질 수 있다. 적정 수준으로 활용하면 혈관과 근육, 마음까지 이완시키는 훌륭한 '자연 치료제'가 되지만, 무리하면 심장과 뇌에 치명적인 '열 스트레스'가 될 수 있다. 찜질과 사우나를 독이 아니라 약으로 만들려면 내 몸의 상태를 정확히 알고 그 한계를 넘지 말아야 한다.

10

땀을 건강하게
씻어 내는 방법

　땀을 건강하게 씻어 내는 방법은 '샤워로 땀을 없앤다'는 차원을 넘어 땀과 함께 피부 표면에서 일어나는 미세한 변화를 이해하고, 그 흐름에 맞춰 세정과 회복 단계를 조율하는 것이다. 땀은 물과 염분뿐 아니라 미량의 유기산, 노폐물, 피지, 각질 찌꺼기 등을 포함하고 있다. 운동이나 활동 후 땀이 마르면서 이들이 피부 표면에 남으면 모공이 막히거나 세균이 증식해 피부 트러블을 유발할 수 있다. 따라서 땀을 씻어 내는 과정은 냄새를 없애는 위생 차원이 아니라 피부 건강을 지키고 체온 회복을 돕는다는 점에서 매우 중요한 활동이다.

　땀을 잘 씻기 위해서는 다음 다섯 가지에 유의해야 한다.

첫 번째 원칙은 타이밍이다.

땀을 오래 방치하면 염분이 피부에 자극을 주고, 수분이 증발하면서 피부 표면이 급격히 건조해진다. 특히 20~30분 이상 땀을 그대로 두면 표피의 수분 손실이 가속화되고, 가려움증이나 피부가 붉어지는 것 같은 자극 반응이 나타날 수 있다. 운동이나 격한 활동을 하고 난 후에는 체온이 안정되도록 5~10분 정도 기다렸다가 미온수로 씻는 것이 이상적이다. 체온이 완전히 내려가기 전에 바로 찬물로 샤워하면 말초 혈관이 급격히 수축해 혈압 변동이 생기고, 근육 회복에도 부담을 줄 수 있다.

두 번째는 온도와 세정 방식이다.

너무 뜨거운 물은 피부 장벽의 지질층을 녹여 장기적으로 건조증과 민감성을 악화한다. 36~38℃의 미온수는 땀과 노폐물을 효과적으로 제거하면서도 피부 장벽 손상을 최소화한다. 세정제는 거품이 많이 나고 강한 세정력을 가진 제품보다는 약산성, 무향, 보습 성분이 포함된 제품이 적합하다. 특히 하루에 여러 번 샤워하는 여름철에는 전신에 세정제를 매번 사용하는 대신, 겨드랑이·사타구니·발 등 땀이 많이 차고 마찰이 많은 부위만 집중적으로 세정하고 나머지는 미온수로 헹구는 것이 피부를 보호하는 방법이다.

세 번째는 샤워 후 보습이다.

땀을 씻어 낸 뒤 피부 표면에서는 운동 전보다 더 빠르게 수분이 증발한다. 샤워 후 3분 이내에 보습제를 바르면 수분을 효과적으로 가두고, 피부 장벽의 회복 속도를 높일 수 있다. 여름철에는 끈적임이 적은 로션이나 젤 타입, 겨울철이나 건성 피부라면 세라마이드·히알루론산이 함유된 크림 타입이 좋다. 보습제를 바를 때는 수분이 남아 있는 상태에서 부드럽게 펴 발라야 흡수율이 높다.

네 번째는 머리와 두피 관리다.

땀은 두피 모공에도 노폐물을 남기므로, 샴푸로 하루 한 번 정도 씻는 것이 좋다. 다만 매일 고온의 드라이 바람으로 머리를 말리는 것은 두피의 유수분 균형을 깨뜨릴 수 있으므로, 미지근한 바람이나 자연 건조가 바람직하다. 운동 직후 모자를 오래 쓰는 습관은 두피 온도를 높이고 세균 증식을 촉진하므로 피하는 것이 좋다.

땀을 씻어 내는 과정에서 간과하기 쉬운 것이 균형 회복이다. 땀 씻기가 단지 몸을 깨끗하게 하기 위한 활동이 아니라 몸의 균형을 되찾는 회복 과정이라는 사실을 명심해야 한다. 샤워는 피부뿐 아니라 자율신경계의 균형에 큰 영향을 미친다. 따라서 샤워할 때는 너무 뜨거운 물도, 너무 차가운 물도 멀리하는 것이 바람직하다. 이 두 가지

물은 모두 교감신경을 급격히 자극하므로 30~40℃의 미온수로 샤워하는 것이 적절하다. 미온수 샤워는 부교감신경을 활성화해 심박수를 안정시키고, 근육의 긴장을 완화하며, 땀 분비가 멈추는 자연스러운 리듬을 돕는다.

샤워를 마친 후에는 자극적인 활동(과격한 활동)을 되도록 삼가야 한다. 음식을 지나치게 먹거나 또다시 격렬한 운동을 하거나 자극적인 영상물을 시청하는 등의 활동보다는 명상이나 독서, 글쓰기처럼 편안한 활동을 하는 것이 좋다. 특히 샤워 직후에는 5분 정도 가벼운 스트레칭이나 심호흡을 하며 체온이 서서히 내려가게 하면 땀의 생리적 역할이 완전히 마무리될 수 있다.

건강하게 땀을 씻어 낸다는 것은 위생적 의미를 넘어 피부 장벽을 보호하고, 자율신경과 혈류의 회복을 촉진하며, 땀이 했던 체온 조절과 노폐물 배출의 마지막 단계를 완성하는 과정이다. 이렇게 땀의 시작부터 끝까지 관리할 때, 땀은 비로소 우리 몸에 유익한 친구가 될 수 있다.

1. 정상 피부 운동 후 세정·보습 가이드

- 계절: 봄~가을
- 세정 온도·방법: 36~37℃ 미지근한 물로 가볍게 헹굼
- 세정제 사용 부위: 땀·마찰 많은 부위만 세정(겨드랑이·사타구니)

- 보습제 선택: 가벼운 로션·젤 타입
- 팁: 샤워 전 체온을 서서히 낮춘 후 5분 이내 세정

2. 건성 피부 운동 후 세정·보습 가이드

- 계절: 사계절
- 세정 온도·방법: 36℃ 미지근한 물, 짧게 샤워
- 세정제 사용 부위: 상체·하체 전반, 마찰 부위 집중
- 보습제 선택: 세라마이드·히알루론산 로션, 유분감 있는 크림
- 팁: 여름철 하루 2회 이상 샤워 시 두 번째는 물로만 헹굼

3. 지성 피부 운동 후 세정·보습 가이드

- 계절: 여름
- 세정 온도·방법: 37~38℃ 미온수로 땀과 피지 제거
- 세정제 사용 부위: 전신 세정, 피지 많은 부위는 폼클렌저
- 보습제 선택: 산뜻한 로션·오일프리 젤
- 팁: 샤워 직후 땀띠 예방을 위해 통풍이 잘되는 옷 착용

4. 복합성 피부 운동 후 세정·보습 가이드

- 계절: 겨울
- 세정 온도·방법: 36~37℃ 미온수로 땀·먼지 제거

- 세정제 사용 부위: 전신 세정 + 두피 세정
- 보습제 선택: 가벼운 로션
- 팁: 모자·헬멧 착용 후 두피의 땀은 바로 세정

5. 민감성 피부 운동 후 세정·보습 가이드

- 계절: 사계절
- 세정 온도·방법: 37~38℃ 미온수를 사용하고, 강한 세정제는 피함
- 세정제 사용 부위: 겨드랑이·발·속옷 라인 중심
- 보습제 선택: 세라마이드·히알루론산 로션, 유분감 있는 크림
- 팁: 난방 후 건조한 실내 환경에 대비해 보습제를 두 번 펴 바름

6. 사우나·찜질 등 고온 환경 노출 후

- 모든 피부 타입
- 세정 온도·방법: 36℃ 미온수로 체온을 서서히 낮춤
- 세정제 사용 부위: 전신 세정 (피지·노폐물 제거)
- 보습제 선택: 알로에·판테놀 함유 젤·로션
- 팁: 찜질 후 급속 냉탕은 피하고 미온수로 점진적 냉각

11

1일 1땀 일지
작성하기

하루에 얼마나, 어떤 상황에서, 어떤 질감의 땀을 흘렸는지를 기록하면 내 몸 상태를 더 잘 읽어 낼 수 있다. 땀은 체온 조절의 부산물처럼 보이지만, 땀이 나기까지의 과정에는 자율신경계의 균형, 호르몬 분비 상태, 수분과 전해질 대사, 미토콘드리아의 활력, 심지어 감정 상태까지 녹아 있다. 그래서 '땀 일지'는 몸 안팎을 동시에 들여다보는 건강 리포트라고 할 수 있다.

작성하는 방법은 간단하지만 관찰의 깊이는 세밀해야 한다. 우선 날짜와 시간대를 나누어 아침, 점심, 저녁 또는 운동 전후, 수면 전후로 구분해 본다. 각 시간대에 땀이 난 상황을 기록한다. 예를 들어 '아침 7시 걷기 30분 후 등에 땀', '회의 중 손바닥에 땀', '밤 10시 잠들기 전 식은땀'처럼 구체적으로 적는다. 이렇게 하면 단순히 '땀을 흘렸다' 가 아니라 어떤 자극에 몸이 반응했는지를 명확히 파악할 수 있다.

또한 땀의 양과 부위를 기록한다. 양은 '촉촉·흐름·범람'처럼 단계 를 주관적으로 설정하고, 부위는 이마·얼굴·목·겨드랑이·등·손·발 등 세분화한다. 부위별 기록은 특정 자율신경 경로의 과민 반응이나 호 르몬 변화, 혈액 순환 불균형을 추적하는 단서가 된다. 예를 들어 손 발에만 집중되는 땀은 교감신경 말단의 과활성 가능성을, 목과 등에 서 흐르는 식은땀은 부교감신경 불안정이나 저혈당 반응을 의심해 볼 수 있다.

땀의 성질도 관찰 포인트다. 맑고 묽은 땀인지, 점성이 있는지, 냄 새가 강한지 등은 체내 노폐물 배출 정도, 대사 상태, 피부 세균군의 균형을 가늠하게 해 준다. 특히 스트레스 상황에서 흘리는 땀은 아포 크린샘이 활성화된 것으로 냄새가 진하고, 운동이나 더위로 흘리는 땀은 에크린샘 중심이라 냄새가 적다. 이 차이를 구분하면 땀의 원인 을 훨씬 정확하게 짚어 낼 수 있다.

여기에 당일의 컨디션·수면·식사·수분 섭취량·운동 강도를 함께 기 록하면 데이터의 해석력과 정확도가 더 높아진다. 예를 들어 간밤에 잠을 제대로 못 잤거나 카페인을 많이 섭취한 날은 땀이 쉽게 나올 수 있고, 반대로 체온이 낮고 식욕이 없는 날은 땀 분비가 줄어들 수 있다. 이런 패턴은 자율신경과 호르몬 리듬의 민감한 변화를 조기에 감지하게 해 준다.

　마지막으로, 주 1회 정도는 기록을 다시 읽어 보며 패턴을 정리한다. 예를 들어 '아침 운동 후 땀이 적어진 이유는 전날 저녁 늦게 운동했기 때문'이라든지, '생리 전후로 땀 냄새가 강해지는 경향이 있다'처럼 자기 몸의 '땀 지도'를 만들 수 있다. 이렇게 누적된 땀 일지는 의사와 상담할 때 도움이 될 뿐 아니라 자신의 건강 루틴을 조정할 때도 유용한 나침반이 된다.

오늘의 땀 기록

날짜:
시간대: 아침 / 점심 / 저녁 / 취침 전 상황·활동: 출근길 걷기 / 회의 / 운동 / 야외활동 등 운동 강도: 저 / 중 / 고
땀 정보
땀 난 부위: 얼굴 / 두피 / 겨드랑이 / 몸통 / 손 / 발 / 전신 땀의 양: 촉촉 / 흐름 / 흠뻑 땀의 성질: 맑음 / 끈적함 / 냄새 / 거품
컨디션 & 수면
오늘 컨디션: 좋음 / 보통 / 나쁨 어제 수면시간: ___ 시간 수면 질: 상 / 중 / 하
섭취
수분 섭취: ___ ml 오늘 식사: 규칙적 / 불규칙 / 과식 / 소식 (체크만)
특이 사항:

땀 기록 예시

날짜: 8월 8일
시간대: 아침 7시 상황·활동: 30분 조깅 운동 강도: 중
땀 정보
땀 난 부위: 이마, 등 땀의 양:흐름 땀의 성질: 맑음 / 냄새 없음
컨디션 & 수면
오늘 컨디션: 좋음 어제 수면시간: 7시간 수면 질: 중
섭취
수분 섭취: 500 ml 오늘 식사: 현미밥+계란
특이 사항:
전날 저녁 운동 없음

몸 관리가 달라져야
인생이 달라진다

우리는 점점 몸을 쓰는 일이 사라지는 세상에 살고 있다. 온갖 귀찮고 궂은 집안일, 작업장에서의 육체노동, 먼 곳으로의 이동 같은 흔히 떠올릴 수 있는 신체 활동은 물론 계단 오르기나 원두를 갈아 커피를 내리는 일 같은 아주 사소한 동작마저도 기계나 로봇이 대신 하는 세상을 살고 있다.

우리 문명과 기술은 신체 활동을 대신 하는 것을 편리하다고 여기는 관점에서 정초돼 있다. 그러면서 몸을 쓰는 일은 천하거나 하등인 것으로, 땀을 흘리는 일은 꺼림칙하거나 혐오스러운 것으로 치부하는 고정관념에 사로잡히게 됐다. 하지만 이는 유기체이자 생체 리듬에 기반해 끊임없이 항상성을 추구하는 우리 신체와는 함께할 수 없는 부조리한 사고방식이자 착각이다. 인간은 몸을 적절하게 쓰지 않는다면 단 한 줌의 건강도 얻거나 바랄 수 없는 존재성, 생명성을 지니고 있다. 내 몸은 움직여야 하고, 나는 끊임없이 땀을 흘려야만 생명과 건강을 유지할 수 있다.

물론 문명과 기술의 발전이 모든 면에서 건강에 해가 되는 것은 아니다. 예컨대 발달하는 의료 기술이 생명을 안정적으로 연장하고, 치료하기 어려웠던 갖가지 질병을 하나씩 정복하고 있기에 기술의 진보를 무조건 배척하거나 경외시할 일은 아니다. 오히려 발달하는 의학 기술을 누구보다도 철저하게 이용할 줄 아는 실용주의자, 얼리 어답터가 돼야 한다는 것이 건강 경영의 절대 원칙이다. 하지만 나를 유혹하는, 땀 흘리는 일을 경시하게 해 몸을 무기력 상태에 빠뜨리는 문명기술만은 예의 주시하면서 철저히 경계해야 한다.

현대 기계 문명의 발달은 대부분 그 자체로 건강에 중대한 위험을 내포하고 있다. 문명은 건강과 반대 방향으로 달려가고 있다. 우리가 분명한 의도와 바람, 추진력을 가지고 애써 몸을 쓰는 삶으로 나아가지 않는다면 마치 홍수로 범람한 강물에 떠내려가는 나뭇가지와 같은 신세에 놓일 수밖에 없다. 절체절명의 신념을 가지고 살아가지 않는다면, 우리는 의술이 하루가 다르게 발전하는 세상에서 오히려 조기 사망의 길을 걸어야만 할 것이다.

우리 시대에는 몸을 그저 관리의 대상으로만 여기는 사고방식이 만연해 있다. 체중계의 숫자와 혈압 수치, 건강검진 결과를 기준으로 신체를 평가한다. 하지만 진정한 의미의 몸은 좀 더 통합적이고 정신적인 대상이다. 특히 내 몸을 사랑한다는 것은 대단히 고차원적인 의식 활동이다. 내 몸을 사랑하는 일은 관리가 아니라 통섭과 조화에서 출발한다. 몸을 하나의 생물학적 기계로만 보는 시각에서 벗어나 문화·정신·철학·자연과의 상호작용 속에서 '살아 있는 유기체'로 바라볼 때, 비로소 자기 자신을 사랑하고 진정한 건강을 쟁취할 수 있다.

그 해답을 제시하는 인물이 바로 경영학의 아버지, 피터 드러커다. 경영학을 그저 돈을 버는 기술이라는 차원에서 통섭적 학문으로 승화한 최고의 현자 가운데 한 사람이다. 그는 경영학을 경영 기술이 아니라 인간 존재의 목적과 조직의 윤리적 역할을 탐구하는 통섭적 학문의 반열에 올린 인물이다. 그가 의료 경영 분야에서도 탁월한 혜안과 선견지명을 제시했기에 나 역시 의료인으로서 대단히 존경한다. 드러커는 의료기관을 단순한 사업체로 보지 않았으며, 병원이야말로 인류가 지금껏 시도해 본 가장 복잡한 인간 조직이라는 견해를 밝혔다. 그가 제안한 환자 중심 의료는 현대 의료의 표준으로 자리 잡고 있다.

드러커는 그 자신이 탁월한 내 몸 CEO이기도 했다. 사업체나 공공기관을 경영하는 이들이 그렇듯, 내 몸 CEO는 내 몸을 탁월한 지혜와 통찰로 경영해 나갈 책임과 의무를 진다. 건강과 관련해 내 몸을 경영하는 일은 대단히 중대한 사안이라는 관점에서 나는 모든 사람이 내 몸 CEO이며, 내 몸 경영은 우리 생에서 가장 중요한 실천 과제이자 궁극적 목표 가운데 하나라고 생각한다. 피터 드러커는 이런 나의 성찰과 견해에 큰 영향을 미친 인물이기도 하다.

그는 지행일치의 인물답게, 누구보다도 자신의 건강을 견실하게 경영했다. 건강하지 않다면 사랑하는 사람과 행복을 나눌 수도, 그토록 소중하게 여기는 지혜를 끊임없이 활기차게 탐구해 나갈 수도 없다는 생각에서였다.

그는 젊은 시절부터 산악 하이킹을 즐겼다. 특별히 산악 하이킹을 즐긴 이유는 운동 역시 자연과 함께할 때 가장 이상적인 경지에 이를 수 있다는 판단에서였다. 그는 운동을 단순히 건강을 위한 활동이 아니라 자연과의 대화, 몸의 리듬을 통한 사유의 확장으로 여겼다. 그는 일본의 설산과 명산들을 꾸준히 올랐고, 명상도 소홀함 없이 실천했다. 등산과 명상은 그가 오래도록 건강과 지혜를 유지한 비결이었다.

그는 지적 겸손과 육체적 절제의 리듬으로 하루하루를 보냈다. 90세가 넘어서도 그는 매일 몇 시간씩 새로운 학문을 공부했다. 경영학에 관한 주제만이 아니라 다도의 미학, 명나라 사대부의 인문 정신, 일본 불교의 공(空) 사상을 탐구했다. 그에게 학문은 경계를 허무는 일, 즉 지식의 해체와 재조립이었다. 동양과 서양, 고금의 지혜가 하나로 어우러진 가운데 그는 내 몸과 내 영혼이 자연과 일체화되는 삶을 추구했다. 이런 드러커의 모습은 베일런트가 발견한 행복하고 건강한 장수의 핵심 조건 가운데 하나인 '끊임없는 학습'의 가장 합당한

롤 모델이라고 생각한다.

드러커는 90세가 넘어서도 집필 활동에 열정적으로 임했으며 매일 공부하고 강의하기를 멈추지 않았다. 이는 그의 자기 경영 철학에 근거한 것이다. 드러커는 자기 경영의 핵심은 시간 관리에 있다고 여겼으며, 자신의 시간을 기록하고 분석하라는 원칙을 늘 강조했다. 불필요한 일정을 최소화하고 건강과 행복, 지혜와 관련된 핵심 시간을 만들라는 것이다. 그러려면 자기 삶을 분석해 불필요한 것들을 제거하면서 끊임없이 거듭나야 한다. 이를 건강 관점에서 바라보자면, 오래된 나쁜 습관들(과식, 과음, 수면 부족, 스트레스 과다 노출 등)을 하나씩 찾아내 과감하고 적극적으로 제거해 나가는 것이라고 할 수 있다. 즉 내 몸 경영의 식스 시그마(6sigma)를 추구해야 한다.

그러나 드러커는 극단의 효율이나 이윤 달성, 기업의 성장만을 중요하게 생각하지는 않았다. 그는 학문과 사유만큼이나 사람들과의 관계, 사회적 기여를 중시했다. 건강은 또한 영적 건강이기도 하다. 영적 건강은 사랑과 유대 안에서만 가능하다. 그는 복된 인간관계, 공동체 안에서의 역할, 사회적 연결감이 건강과 장수를 떠받치는 기둥이라고 여겼다.

몸은 끊임없이 신호를 보낸다. 피로, 통증, 무기력으로 또는 설렘이나 활력으로. 우리는 부정적인 신호와 긍정적인 신호 모두를 면밀하게 살피는 알아차림의 대가가 돼야 한다. 그 신호들은 단순한 생리적 반응이나 증상이 아니라 삶의 방향을 재조정하라는 내면의 리더십 메시지다. 내 몸 CEO는 그 신호를 듣고 해석할 줄 아는 사람이다. 자신의 몸을 재설계하고, 생활의 리듬을 새롭게 만들어 나가는 사람이다. 이 과정은 절대 순탄치 않을 것이다. 방종에서 절제로, 무지에서 통찰로 넘어가는 길은 고통스럽기까지 할 것이다. 그러나 그 고통은 진짜 자기 자신이 되고자 할 때 반드시 통과해야 하는 관문이다.

피터 드러커의 철학은 목표 관리와 자기통제로 요약된다. 가장 이루고 싶은 목표를 위해 모든 요소를 엄밀하게, 끊임없이 관리해야 한다는 것이다. 목표를 달성할 수 있느냐 아니냐는 그와 관련한 체계적인 시스템이 좌우한다. 헬스장에서 매일 땀 흘리며 운동하는 것이 목표라면, 헬스장에서 운동하기 위한 모든 기반 여건이 '가능하게 하는 시스템'으로 완비돼야 한다. 특히 자기 경영에서 중요한 것이 자기통제다. 자기통제야말로 '가능하게 하는 시스템'이 지속되게 하는 원동력이자 요체다.

통섭적 몸의 철학은 바로 여기서 시작된다. 자기 몸의 리듬을 이해하는 사람은 세상의 리듬을 이해할 수 있다. 자기 몸을 경영할 줄 아는 사람만이 조직과 사회를 건강하게 이끌 수 있다. 우리는 앞서 살펴본 스티브 잡스나 찰스 다윈의 삶보다 몸을 움직여 땀을 흘림으로써 초인적인 정신력을 유지했던 넬슨 만델라나 도가 수련을 통해 심신을 단련하고 매사에 중용의 덕을 추구했던 퇴계 이황의 삶을 추구해야 한다. 몸을 사랑한다는 것은 단순히 아끼거나 관리하는 것을 의미하지 않는다. 나의 주변, 내가 몸담은 조직과 공동체, 나아가 세상 모든 것에 사랑을 베푸는 일이다. 세계 긍정, 박애는 언제나 자기 사랑에서 출발한다.

자기 사랑 없는 아가페란 허위일 때가 많다. 내 몸을 우주의 한 부분으로 인식하고, 이 세상 모든 흐름과 연결된 존재로 존중하는 마음을 길러 나가야 한다. 그럴 때 몸은 단순한 도구가 아니라 '나'의 본질이 된다. 드러커가 말년에 보여 준 평정과 생기는 학문의 깊이에서 온 것이 아니라 통섭적 삶의 리듬에서 온 것이다. 그는 경영학자이기 이전에 몸의 현자였다.

그처럼 우리도 각자의 몸을 '작은 우주'로 다시 이해할 때 비로소 내면의 CEO, 내 몸 경영의 혁신가로 깨어날 수 있다. 그 순간 내 몸은 더 이상 관리나 경영의 대상이 아니라 사랑의 대상, 우주적 실체가 된다. 그러니 내 건강을 잉태하는 나의 땀은 우주의 관점에서도 궁극적인 실체라고 할 것이다. 1일 1땀이 우주의 시초다. 건강한 땀은 만물의 융성을 상징한다.

내 몸을 다시 켜는 순환 스위치

1일 1땀

© 박민수 2026

인쇄일 2026년 1월 15일
발행일 2026년 1월 22일

지은이 박민수
펴낸이 유경민 노종한
책임편집 이현정
유노북스 이현정 이소연
기획마케팅 1팀 우현권 이상운 **2팀** 최예은 전예원 김민선
디자인 남다희 허정수
기획관리 차은영
펴낸곳 유노콘텐츠그룹 주식회사
법인등록번호 110111-8138128
주소 서울시 마포구 동교로17안길 51, 유노빌딩 3~5층
전화 02-323-7763 **팩스** 02-323-7764 **이메일** info@uknowbooks.com

ISBN 979-11-7183-155-5 (03510)